Examens-Fragen
Rechtsmedizin
Zum Gegenstandskatalog

Herausgegeben von
W. Schwerd und H. J. Wagner

Zweite, neubearbeitete Auflage

413 Fragen
Im Anhang 80 Fragen des IMPP

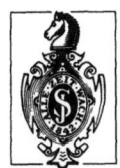

Springer-Verlag
Berlin Heidelberg New York 1981

Professor Dr. med. Wolfgang Schwerd
Vorstand des Instituts für Rechtsmedizin
der Universität Würzburg
Versbacher Landstraße 3
8700 Würzburg

Professor Dr. med. Hans-Joachim Wagner
Direktor des Instituts für Rechtsmedizin
der Universität des Saarlandes
6650 Homburg/Saar

ISBN-13:978-3-540-10412-4   e-ISBN-13:978-3-642-67860-8
DOI: 10.1007/978-3-642-67860-8

CIP-Kurztitelaufnahme der Deutschen Bibliothek
Examens-Fragen Rechtsmedizin : zum Gegenstandskatalog / hrsg. von W. Schwerd u.
H. J. Wagner. - 2., neubearb. Aufl. Im Anh. Fragen des IMPP. - Berlin, Heidelberg,
New York : Springer, 1981.
ISBN-13:978-3-540-10412-4

NE: Schwerd, Wolfgang [Hrsg.]
Das Werk ist urheberrechtlich geschützt. Die dadurch begründeten Rechte, insbesondere die der
Übersetzung, des Nachdruckes, der Funksendung, der Wiedergabe auf photomechanischem
oder ähnlichem Wege und der Speicherung in Datenverarbeitungsanlagen bleiben, auch bei nur
auszugsweiser Verwertung, vorbehalten. Bei Vervielfältigungen für gewerbliche Zwecke ist gemäß
§ 54 UrhG eine Vergütung an den Verlag zu zahlen, deren Höhe mit dem Verlag zu vereinbaren ist.
© Springer-Verlag Berlin Heidelberg 1976, 1981

Die Wiedergabe von Gebrauchsnamen, Handelsnamen, Warenbezeichnungen usw. in diesem
Werk berechtigt auch ohne besondere Kennzeichnung nicht zu der Annahme, daß solche Namen
im Sinne der Warenzeichen- und Markenschutz-Gesetzgebung als frei zu betrachten wären und
daher von jedermann benutzt werden dürften.

2124/3140-543210

wortmöglichkeit kann einmal, mehrmals oder überhaupt nicht als Lösung vorkommen.

Fragentyp C = kausale Verknüpfung

Dieser Aufgabentyp besteht aus zwei durch das Wort "weil" verknüpften Feststellungen

Jede der beiden Feststellungen kann unabhängig von der anderen richtig oder falsch sein. Wenn sie beide richtig sind, kann die Verknüpfung durch "weil" richtig oder falsch sein.

Bitte kreuzen Sie die Antwort A-E an, die nach Ihrer Meinung die beiden Feststellungen und ihre Verknüpfung richtig beurteilt:

Antwort	Feststellung 1	Feststellung 2	Verknüpfung
A	richtig	richtig	richtig
B	richtig	richtig	falsch
C	richtig	falsch	-
D	falsch	richtig	-
E	falsch	falsch	-

Fragentyp D = Antworten mit Aussagenkombinationen

Auf eine Frage oder unvollständige Aussage folgen numerierte Begriffe oder Sätze, von denen einer oder mehrere zutreffen können. Für jede Aufgabe nach Typ D werden 5 oder mehr Kombinationen der numerierten Aussagen vorgegeben.

Aus diesen mit den Buchstaben A-E gekennzeichneten Antworten wählen Sie bitte die Aussagenkombination aus, die Sie für richtig halten.

Hinweise zur Benutzung der Fragensammlung*

Zu jeder Aufgabe werden 5 mögliche Antworten A-E angeboten, von denen nur eine zutrifft. Jeder Kandidat soll in der Prüfung auch dann eine der 5 Antworten A-E ankreuzen, wenn er die richtige Lösung nicht kennt. In diesem Fall besteht immerhin die Chance 1:5, aus den vorgegebenen Antworten die richtige zu raten.

Am Kopf jeder Frage finden sich 3 Angaben. Die 1. Zahl ist die Fragennummer, welche die Frage in diesem Buch erhält. Die 2. Zahl ist die Nummer des zugehörigen Lernziels des Gegenstandskatalogs. Die 3. Angabe ist der Fragen-Typ nach der Klassifikation des Institutes für medizinische und pharmazeutische Prüfungsfragen in Mainz.

Fragentyp A = Einfachauswahl

Auf eine Frage oder unvollständige Aussage folgen 5 Antworten oder Ergänzungen, von denen eine einzige auszuwählen ist und zwar:
bei Typ A1: die einzig richtige
bei Typ A2: die beste von mehreren möglichen
bei Typ A3: die einzig falsche
Typ A1 ist der Grundtyp.
Wenn nach der "besten" oder einzig falschen Antwort gefragt wird, so geht dies aus dem Aufgabentext ausdrücklich hervor.

Fragentyp B = Aufgabengruppe mit gemeinsamem Antwortangebot (Zuordnung)

Jede Aufgabe besteht aus
a) einer beliebigen Anzahl von numerierten Begriffen, Fragen oder Aussagen (= Aufgabenliste = Liste 1)
b) 5 durch die Buchstaben A-E gekennzeichneten Antwortmöglichkeiten (= Liste 2)

Eine Fragengruppe enthält so viele - einzeln bewertete - Aufgaben, wie die Aufgabenliste Punkte hat.

Zu jeder numerierten Aufgabe ist die Antwort A-E auszuwählen, die für zutreffend gehalten wird. Jede Ant-

---

*siehe auch Ausklapptafel am Ende des Buches

h) Klinische Prüfungen und wissenschaftliche Versuche am Menschen	125
i) Gutachten	126
j) Schweigepflicht	131
14. Versicherungsmedizin	137
Antwortenschlüssel	143

Anhang
Fragen des Instituts für Medizinische und Pharmazeutische Prüfungsfragen (IMPP) in Mainz ... 173

Antwortenschlüssel zu den Fragen des IMPP 204

Ausklapptafel

Inhaltsverzeichnis

Hinweise für die Benutzung der Fragensammlung VII

1. Forensische Thanatologie 1
   - a) Tod 1
   - b) Leichenveränderungen 4
   - c) Leichenschau und Obduktion 7
   - d) Plötzlicher Tod aus natürlicher Ursache ... 13
2. Forensische Traumatologie 15
   - a) Stumpfe Gewalt 15
   - b) Scharfe Gewalt 16
   - c) Vitale Reaktion 17
   - d) Knochenbrüche 19
   - e) Schädelhirntrauma 19
   - f) Unfall, vorsätzliche Körperverletzung 20
   - g) Spurensicherung 24
   - h) Notzucht 25
   - i) Neugeborenes und Kindstötung 28
   - j) Kindsmißhandlung 30
   - k) Schußverletzungen 32
3. Erhängen, Erdrosseln, Erwürgen, Ertrinken 36
4. Hitze, Kälte, Strahlung 44
5. Elektrischer Strom 46
6. Schwangerschaftsabbruch 48
7. Vaterschaft 51
8. Spurenkunde 60
9. Forensische Toxikologie 64
10. Verkehrsmedizin 72
11. Forensische Psychopathologie 81
12. Forensische Sexualmedizin 90
13. Ärztliche Rechts- und Berufskunde 96
    - a) Ausübung der Heilkunde 96
    - b) Der ärztliche Eingriff 107
    - c) Zwangsunterbringung 114
    - d) Insemination 116
    - e) Sterilisation und Kastration 117
    - f) Ärztliche Haftpflicht 118
    - g) Arzt-Patient-Vertrag 123

Vlg. Müller u. Steinicke 1976, den "Gegenstand Rechtsmedizin" von FORSTER u. ROPOHL, 2.Aufl., Enke-Verlag 1979 und das ausführliche zweibändige Lehrbuch, hrsg. von B. Mueller, Springer-Verlag 1975 verwiesen werden. Die Herausgeber haben zur Erleichterung des Lesers bei der Stoffbearbeitung auf Textfundstellen im "Kurzgefaßten Lehrbuch der Rechtsmedizin", 3.Aufl., Deutscher Ärzteverlag Köln, 1979 verwiesen (s. Fragenschlüssel).

2. Nach Meinung aller am Institut für Medizinische Prüfungsfragen in Mainz tätigen Sachverständigen sind Verknüpfungs- und Antwortenkombinationsfragen eher als Einfachauswahlfragen geeignet, das Wissen zu prüfen, deshalb sind diese Fragentypen sowohl im Examen als auch in der Sammlung stärker repräsentiert.

3. In vielen Fällen haben wir den Antworten zur Erleichterung des Verständnisses Erläuterungen hinzugefügt und dabei auf die oben angegebenen Fundstellen Bezug genommen.

Wir danken allen Mitarbeitern für die große Hilfe, die sie unter Aufopferung von viel Freizeit bei der Erstellung der Fragensammlung geleistet haben. Es sei auch dankbar erwähnt, daß wir teilweise auf Fragen aufbauen konnten, die schon vor einiger Zeit von zahlreichen Fachkollegen entworfen wurden. Besonders möchten wir uns noch bei den akademischen Mitarbeitern unserer Institute für ihre Mitarbeit bei Ausarbeitung und Durchsicht der Fragen bedanken, ebenso wie bei den Damen unserer Sekretariate für ihre unermüdliche Hilfe beim Schreiben und der Zusammenstellung der Fragen.

Würzburg u. Homburg-Saar   Wolfgang Schwerd
im Herbst 1980   Hans-Joachim Wagner

Vorwort zur zweiten Auflage

Die vorliegende Fragensammlung wurde für die zweite
Auflage neu bearbeitet und soll dem Studenten die Vorbereitung der schriftlichen Prüfung im medizinischen
Staatsexamen erleichtern. Sie ist nach dem Gegenstands-
katalog für den zweiten Abschnitt der ärztlichen Prüfung
(GK 3) in der Neufassung von 1979 aufgebaut. Es wurde
versucht, möglichst alle Lernziele zu berücksichtigen,
wobei einzelne Fragen mehrere Lernziele abdecken. Die
Bearbeitung der ersten Auflage dieser Sammlung erfolgte
von den Mitgliedern einer Kommission der Deutschen Ge-
sellschaft für Rechtsmedizin (Priv.-Doz. Dr. Jutta Ditt,
Göttingen, Med. Direktor Dr. J. von Karger, Bremen,
Prof. Dr. E. Liebhardt, München, Prof. Dr. W. Schwerd,
Würzburg, Priv.-Doz. Dr. Maike Smerling, Berlin, Prof.
Dr. H.-J. Wagner, Homburg, Prof. Dr.Dr. R. Wille, Kiel
und Prof. Dr.Dr. P. Zink, Hannover). Die Herausgeber
der Fragensammlung sind seit Jahren als Sachverständige
für das Institut für medizinische und pharmazeutische
Prüfungsfragen in Mainz tätig. Selbstverständlich mußte
eine völlige Übereinstimmung der Fragen mit den für die
Prüfung vorgesehenen Fragen vermieden werden.

Als Fragentypen wurden die vom Institut für Medizinische
Prüfungsfragen vorgeschlagenen Typen

A = Einfachauswahl

B = Zuordnung

C = Kausale Verknüpfung

D = Aussagen-Kombination

verwendet.

Damit die Fragensammlung den Charakter eines Repeti-
toriums erhält, wurde Wert darauf gelegt, möglichst
viele Fragen nach didaktischen Gesichtspunkten zu ent-
werfen. Dieses Ziel schien uns auf folgendem Wege am
ehesten erreichbar zu sein:

1. Durch Anlehnung an Lehrbücher, die am Gegenstandskatalog orientiert bzw. ihm entsprechend aufgebaut
   sind. Dabei kann u.a. auf den bereits in 11. Auflage
   erschienenen Grundriß zur Rechtsmedizin von BERG,

1. Forensische Thanatologie

a) Tod

1.01   1.1.1   Fragentyp A

Unter "klinischem Tod" versteht man

A. Reflexlosigkeit
B. akuten Herzstillstand
C. akuten Atemstillstand
D. Herz- und Atemstillstand
E. Fehlen erkennbarer Lebensäußerungen

1.02   1.1.1   Fragentyp A

Der Tod ist sicher eingetreten,

A. wenn die Atmung dauernd stillsteht
B. wenn die Herzaktion nicht mehr nachweisbar ist
C. wenn ein Null-Linien-EEG vorliegt
D. wenn die Reflextätigkeit erloschen ist
E. Alle unter A - D genannten Aussagen treffen zu.

1.03   1.1.1   Fragentyp C

Ein Null-Linien-EEG ist für den Todeseintritt nicht beweisend,

weil

noch viele Stunden nach dem Aussetzen der hirnelektrischen Aktivität Hirnströme wieder auftreten können.

1.04   1.1.1   Fragentyp A

Wenn der Todeseintritt für den Verstorbenen qualvoll war, dann

A. tritt die Todestarre der mimischen Gesichtsmuskulatur rasch ein
B. behält das Gesicht einen schmerzverzerrten Ausdruck
C. ist keine charakteristische Veränderung der Gesichtszüge zu erwarten
D. ist bei Vergiftungen mit Krampfgiften eine besonders starke Totenstarre in der Gesichtsmuskulatur zu finden
E. löst sich die Totenstarre der mimischen Muskulatur auffällig schnell

1.05   1.1.2   Fragentyp A

Findet man bei der Leichenschau trotz weitgehender Abkühlung des Körpers keine Totenstarre, so ist dies verdächtig auf

A. Curare-Vergiftung
B. Lageänderung der Leiche
C. Scheintod
D. Atropin-Vergiftung
E. Tod durch Unterkühlung

1.06   1.1.2   Fragentyp D

Von "Scheintod" spricht man, wenn

1) die Herzaktion weniger als 5 Minuten stillsteht
2) die Atmung nicht wahrnehmbar ist
3) der Radialispuls nicht mehr tastbar ist
4) Hirnströme nicht mehr nachweisbar sind
5) das EKG keine Aktionsströme zeigt

Wählen Sie bitte die zutreffende Aussagenkombination.

A. Nur 1, 3 und 5 sind richtig
B. Nur 1, 3, 4 und 5 sind richtig

C. Nur 2 und 3 sind richtig
D. Nur 1, 2, 3 und 5 sind richtig
E. Alle Aussagen sind richtig

1.07 1.1.2 Fragentyp A

Welche Aussage trifft nicht zu? Mit einem Scheintod ist vor allem bei folgenden "Todesursachen" zu rechnen:

A. Schlafmittelvergiftung
B. Einwirkung von elektrischer Energie
C. Unterkühlung
D. Erhängen
E. Blitzschlag

1.08 1.1.3 Fragentyp C

Scheintod und Agonie sind identische Begriffe,

weil

sowohl beim Scheintod als auch bei der Agonie die Lebensvorgänge reduziert sind.

1.09 1.1.4 Fragentyp A

"Intermediäres Leben"

A. ist ein psychopathologischer Begriff
B. ist gleichbedeutend mit Agonie
C. sind Lebenserscheinungen nach dem Individualtod
D. ist Leben zwischen Befruchtung und Nidation
E. ist keine der unter A - D genannten Möglichkeiten

1.10   1.1.4   Fragentyp A

Zu supravitalen Erscheinungen zählen nicht

A. der idiomusculäre Wulst
B. fibrilläre Zuckungen der Muskulatur auf mechanische Reize
C. Verlängerung der Barthaare
D. Pupillenreaktion auf E 605
E. Beweglichkeit von postmortal entnommenen Spermien

b) Leichenveränderungen

1.11   1.2.2   Fragentyp C

Totenflecken weisen am Rücken des Leichnams häufig schmetterlingsförmige Aussparungen auf,

weil

sich die Capillaren agonal entsprechend der vegetativen nervösen Versorgung der Hautareale C6, C7 kontrahieren.

1.12   1.2.2   Fragentyp C

Totenflecken sind auf kräftigen Druck in der Regel schon nach 6 Stunden nicht mehr wegdrückbar,

weil

in der Regel nach längstens 6 Stunden die Bluteindickung in den Capillaren durch Abströmen von Wasser (Hämokonzentration) so stark ist, daß sich das Blut aus den Capillaren nicht mehr wegdrücken läßt.

1.13   1.2.2   Fragentyp A

Totenflecken treten bei in Rückenlage befindlicher Leiche nicht auf

A. an der seitlichen Halsregion

B. an der seitlichen Brustregion
C. an der Rückseite der Oberschenkel
D. an den aufliegenden Körperpartien
E. an den abhängigen Partien der Lungen

1.14	1.2.2	Fragentyp A

Totenflecken sind nur schwach ausgeprägt beim Tod durch

A. Coronarverschluß
B. Herzbeuteltamponade
C. Erfrierung
D. akute Bleivergiftung
E. Leberruptur

1.15	1.2.2	Fragentyp A

An einer Unfalleiche finden sich bei vorhandener Leichenstarre keine oder nur gering entwickelte Totenflecken. Woran ist in erster Linie zu denken?

A. Umlagerung der Leiche
B. Periphere Vasoconstriction durch Zentralisation des Kreislaufs während der Agonie
C. Frühzeitige postmortale Blutgerinnung
D. Eine Erkrankung des hämatopoetischen Systems
E. Keine der obigen Aussagen trifft zu.

1.16	1.2.2 9.1.4 13.1.4	Fragentyp A

Sehr stark ausgeprägte hellrote Totenflecken finden sich in der Regel

A. bei akuter Co-Vergiftung
B. bei Rauchgasvergiftung
C. bei akuter CO_2-Vergiftung
D. bei Höhentod
E. bei keiner der unter A - D genannten Todesursachen

1.17   1.2.3   Fragentyp A

Tierfraß bis zur völligen Skelettierung kann in europäischen Ländern am ehesten bewirkt werden durch

A. Hunde
B. Ratten
C. Ameisen
D. Fliegenmaden
E. Alle diese Möglichkeiten treffen zu.

1.18   1.2.4   Fragentyp A

"Durchschlagen der Venennetze" nennt man

A. netzartige Hautverfärbungen durch Fäulniseinwirkung
B. striemen- oder netzartige Hautverfärbungen nach körperlicher Züchtigung
C. netzartiges Hervortreten der Venen bei sehr dünner Haut
D. netzartiges Hervortreten der Venen bei Einflußstauung
E. Keine der unter A-D genannten Möglichkeiten trifft zu

1.19   1.2.4   Fragentyp A

Fettwachsbildung bei einer Leiche tritt vor allem auf

A. infolge einer bei Lebzeiten entstandenen krankhaften wachsartigen Degeneration der Organe
B. durch eine postmortale Härtung (Hydrogenisierung) präformierten Fetts
C. durch eine postmortale Umwandlung von Fett- und Eiweiß-Strukturen in Fettsäuren und deren Ca- und Mg-Seifen
D. als Ausdruck einer Leichenveränderung, die ausschließlich bei adipösen Leichen vorkommt
E. Keine der unter A - D genannten Möglichkeiten trifft zu.

c) Leichenschau und Obduktion

1.20   1.3.1   Fragentyp A

Die Leichenschau erübrigt sich

A. bei eindeutiger Todesursache
B. bei Feuerbestattung
C. wenn eine gerichtliche Leichenöffnung angeordnet ist
D. bei schwersten Verkohlungen des Leichnams
E. Keine dieser Aussagen trifft zu.

1.21   1.3.1   Fragentyp A

Die Leichenschau hat an der entkleideten Leiche stattzufinden, weil

A. nur so die Totenstarre beobachtet werden kann
B. nur so die Verteilung der Totenflecken erkannt werden kann
C. das Strafgesetzbuch es vorschreibt
D. die Strafprozeßordnung es vorschreibt
E. nur so der Scheintod ausgeschlossen werden kann

1.22   1.3.1   Fragentyp A

Die Leichenschau ist geregelt durch

A. Satzungsrecht der Ärztekammer
B. Leichenschauordnung der Gemeinden
C. Ländergesetzgebung
D. Bundesgesetzgebung
E. Keine der obigen Bestimmungen trifft zu.

1.23   1.3.1   Fragentyp A

Sinn der Leichenschau ist <u>nicht</u>

A. die Feststellung der Todesursache
B. die Feststellung sicherer Todeszeichen
C. die Feststellung des klinischen Todes
D. die Feststellung des Todeszeitpunktes
E. die Feststellung eines nicht-natürlichen Todes

1.24   1.3.1   Fragentyp D

Zu den Aufgaben des Leichenschauers gehört

1) die Feststellung des Todes
2) die Feststellung des Todeszeitpunktes
3) die Feststellung der Todesart
4) die Feststellung der Todesursache
5) die Anordnung einer Obduktion, bei Verdacht eines nicht-natürlichen Todes

Wählen Sie bitte die zutreffende Aussagenkombination.

A. Nur 1, 2 und 3 sind richtig
B. Nur 1, 2 und 4 sind richtig
C. Nur 1 und 3 sind richtig
D. Nur 1, 2, 3 und 4 sind richtig
E. Alle Aussagen sind richtig

1.25   1.3.1   Fragentyp A

Durch Leichenschau kann man die sichere Todesursache feststellen, wenn

A. der Schädel zertrümmert ist
B. eine Strangmarke am Hals vorliegt
C. die Leiche Überfahrungsverletzungen aufweist
D. starke Blutverluste festzustellen sind
E. Keine der unter A - D genannten Möglichkeiten trifft zu.

1.26 1.29	1.3.2	Fragentyp B
1.27 1.30	1.4	
1.28		

Im Leichenschauschein ist u.a. die Frage nach der "Todesart" zu beantworten. Ordnen Sie den in Liste 1 genannten Kategorien die in Liste 2 aufgeführten Todesursachen zu.

Liste 1

1.26 Natürlicher Tod
1.27 Natürlicher Tod
1.28 Nicht-natürlicher Tod
1.29 Nicht-natürlicher Tod
1.30 Nicht-natürlicher Tod

Liste 2

A. Verbluten bei rupturierter Extrauteringravidität
B. Gasbrandsepsis nach Abtreibung
C. Lungenembolie nach Unfallverletzungen
D. Pneumonia ambulatoria bei chronischem Alkoholismus
E. E 605-Vergiftung (Suicid)

1.31	1.3.2	Fragentyp A

Ein Fußgänger wird von einem PKW angefahren und mit einer kompletten Unterschenkelfraktur eingeliefert. Er stirbt nach 3 Wochen Krankenhausbehandlung an einer Lungenembolie. Auf dem Leichenschauschein ist zu vermerken:

A. Natürlicher Tod, Lungenembolie
B. Verdacht einer Straftat
C. Unglücksfall
D. Nicht geklärt
E. Tötung (durch PKW-Fahrer)

1.32   1.3.3   Fragentyp A

Die beste Möglichkeit zur Lebensalterbestimmung bei unbekannten Toten ist

A. die Beschaffenheit des Zahnfleisches
B. der Zustand der Schädelnähte
C. die Ausbildung der Hautfalten im Gesicht
D. der Abkauungsgrad der Schneidezähne
E. die Röntgenuntersuchung von Knochen

1.33   1.3.3   Fragentyp C

Zur Identifizierung eines unbekannten, weitgehend skelettierten Leichnams ist besonders die Erhebung des Zahnstatus von Bedeutung,

weil

der Zahnstatus bei der Identifizierung viel häufiger zur endgültigen Klärung führt als sämtliche anderen individuellen Kennzeichen am Skelett.

1.34   1.3.3   Fragentyp C

Nach Flugzeugabsturz ist bei weiblichen verkohlten Leichen die Identifizierung am besten über Schmuckstücke zu erreichen, die sich am Brandtorso befinden,

weil

andere Identifizierungsmerkmale bei verkohlten Leichen in der Regel nicht mehr zu gewinnen sind.

1.35   1.3.3   Fragentyp C

Beim Fund von Leichenteilen kann z.B. vom Oberschenkelknochen auf das Geschlecht geschlossen werden,

weil

der Collum-Diaphysen-Winkel bei der Frau steiler (größer) ist, als beim Mann.

1.36	1.3.3	Fragentyp C

Durch die Untersuchung von Zellen von einem Leichenteil kann nur das weibliche Geschlecht positiv bewiesen werden,

weil

männliche Zellen keine geschlechtsspezifischen Merkmale besitzen, die sich noch nach dem Tode nachweisen lassen.

1.37	1.3.4	Fragentyp A

Das Eigentum an den Organen des Verstorbenen geht mit dem Tode zunächst über

A. an die nächsten Angehörigen
B. an die Erben
C. an den Staat
D. Jede dieser Möglichkeiten trifft in der genannten Reihenfolge zu.
E. Keine dieser Möglichkeiten trifft zu.

1.38	1.3.5	Fragentyp A

Die gesetzliche Grundlage für klinische Obduktionen ist

A. das Strafgesetzbuch
B. die ärztliche Berufsordnung
C. die Bundesärzteordnung
D. das Krankenhausbetriebsgesetz
E. Keine der unter A - D genannten Möglichkeiten trifft zu.

| 1.39 | 1.3.5 | Fragentyp A |

Die gerichtliche Leichenöffnung wird vorgenommen

A. von einem Arzt im Beisein eines Richters
B. von zwei Ärzten im Beisein eines Richters
C. von zwei Ärzten im Beisein der Staatsanwaltschaft
D. von einem Gerichtsarzt und einem weiteren Arzt im Beisein eines Richters
E. Keine der unter A - D genannten Aussagen ist richtig.

| 1.40 | 1.3.5 | Fragentyp A |

Bei der gerichtlichen Leichenöffnung

A. muß
B. soll
C. kann
D. soll nicht
E. darf nicht

der zuletzt behandelnde Arzt anwesend sein.

| 1.41 | 1.3.5 | Fragentyp A |

Die gerichtliche Leichenöffnung hat sich zu erstrecken

A. auf Brust- und Bauchhöhle
B. auf Kopf- und Brusthöhle
C. auf Kopf- und Bauchhöhle
D. auf Kopf-, Brust- und Bauchhöhle
E. kann nach Feststellung der Todesursache auf eine Körperhöhle beschränkt werden

| 1.42 | 1.3.5 | Fragentyp A |

Zur gerichtlichen Leichenöffnung ist die Ausgrabung einer schon beerdigten Leiche

A. statthaft
B. nur in Ausnahmefällen statthaft
C. nur mit Genehmigung des Gesundheitsamtes statthaft
D. nur nach Genehmigung der zuständigen Verwaltungsbehörde statthaft
E. nicht statthaft

d) Plötzlicher Tod aus natürlicher Ursache

| 1.43 | 1.4 | Fragentyp A |

Um einen natürlichen Tod handelt es sich,

A. wenn der Tod unter den klinischen Zeichen einer Pneumonie eingetreten ist
B. wenn keine Einwirkung von fremder Hand in Betracht kommt
C. wenn ein von äußerer Einwirkung unabhängiger Verlauf zum Tod geführt hat
D. wenn bei einer Obduktion eindeutige krankhafte Organveränderungen festgestellt werden
E. Alle unter A - D genannten Aussagen treffen zu.

1.44   1.4   Fragentyp B
1.45

Ordnen Sie die in Liste 1 aufgéführten Altersgruppen den in Liste 2 genannten, für diese Altersgruppe häufigsten Todesursachen zu.

Liste 1

1.44 Neugeborenenperiode
1.45 Kleinkindesalter

Liste 2

A. Morbus haemolyticus neonatorum
B. Cerebrale Läsionen
C. Lungenaffektionen
D. Unfall
E. Mißbildungen

1.46   1.4   Fragentyp C

Die häufigste Ursache eines plötzlichen Todes aus natürlicher Ursache bei Säuglingen ist Ersticken durch Einatmen von Erbrochenem,

weil

im Säuglingsalter die Reflextätigkeit noch nicht ausreichend entwickelt ist.

2. Forensische Traumatologie

a) Stumpfe Gewalt

2.01   2.2.1   Fragentyp A

Bei "Gewebsbrücken" handelt es sich um

A. einen Streifen unverletzten Gewebes zwischen 2 Stichverletzungen
B. ein Stadium der Wundheilung mit Capillarsprossung
C. Textilgewebsspuren
D. erhaltene Gewebsstrukturen in einer Wunde
E. Keine der obigen Aussagen trifft zu.

2.02   2.2.2   Fragentyp C

Bei einer Stichwunde spricht eine schlitzförmige Wundöffnung an der Haut für ein rundes Stichwerkzeug,

weil

bei einer Verletzung der Haut durch scharfe Gewalt die Haut längs der Spaltbarkeitsrichtung durchtrennt wird.

2.03   2.2.2   Fragentyp D

Trotz geringfügiger äußerer Verletzungen können sich erhebliche innere Verletzungen finden

1) nach dem Anfahren von Fußgängern durch LKW
2) nach Wiederbelebung
3) nach Frontalaufprall bei angegurteten PKW-Insassen
4) nach Treppenstürzen
5) nach Thoraxkompression im jugendlichen Alter

Wählen Sie bitte die zutreffende Aussagenkombination.

A. Nur 1, 4 und 5 sind richtig
B. Nur 1, 3, 4 und 5 sind richtig
C. Nur 1, 2, 3 und 5 sind richtig
D. Nur 3 und 5 sind richtig
E. Nur 2 und 4 sind richtig

b) Scharfe Gewalt

2.04   2.3.1   Fragentyp A

Glattrandige, z.T. lappenförmige Wunden an der Innenseite der Hände und Unterarme sprechen am ehesten für

A. Probierschnitte
B. Unfall
C. Einschlagen einer Scheibe
D. Abwehrverletzungen
E. keine dieser Möglichkeiten

2.05   2.3.1   Fragentyp D

Dicht nebeneinanderliegende, zahlreiche Stichverletzungen bei fehlenden Abwehrverletzungen sprechen für

1) blindwütiges Zustechen
2) Wehrlosigkeit des Opfers

3) rasche Aufeinanderfolge der Stiche

4) mehrschneidiges Werkzeug

Wählen Sie bitte die zutreffende Aussagenkombination.

A. Nur 1 und 2 sind richtig
B. Nur 1 und 4 sind richtig
C. Nur 2, 3 und 4 sind richtig
D. Nur 1, 2 und 3 sind richtig
E. Alle Aussagen sind richtig

2.06 2.09 2.3.1   Fragentyp B
2.07 2.10 2.12.1
2.08 2.11

Ordnen Sie den in Liste 1 aufgeführten Verletzungen die in Liste 2 genannten Befunde zu

Liste 1   Liste 2

2.06 Einschuß (Fernschuß) A. Geschürfter Wundrand

2.07 Einschuß (Fernschuß) B. Gewebsbrücken

2.08 Stich   C. Tiefer Wundgang

2.09 Stich   D. Spitze Wundwinkel

2.10 Rißquetschwunde   E. Abgeblaßte Umgebung
("Platzwunde")   der Wunde

2.11 Rißquetschwunde
("Platzwunde")

c) Vitale Reaktion

2.12   2.4.1   Fragentyp A

Histologisch läßt sich an der Hautwunde eine vitale Entstehung nicht beweisen durch

A. Capillareinsprossung
B. randständige Leukocyten in den Gefäßen
C. Erythrocytenansammlung am Wundrand
D. Leukocytenansammlung am Wundrand
E. Veränderung der Aktivität von Gewebsenzymen

2.13   2.4.1   Fragentyp A

Für einen Tod durch Verbluten spricht folgendes Zeichen:

A. Eigenfarbe der inneren Organe
B. Hellrote Totenflecken
C. Blutlache neben der Leiche
D. Blasse Konjunktiven
E. Fahle Hautfarbe

2.14   2.4.1   Fragentyp D

Folgende Befunde trifft man nur bei vitaler Entstehung an, sofern keine Reanimation stattgefunden hatte:

1) Ausblutung
2) Rundliche Blutaustritte im Gewebe
3) Fettembolie
4) Braune Vertrocknung von Schürfungen
5) Speisebrei in den Bronchien

Wählen Sie bitte die zutreffende Aussagenkombination.

A. Nur 1, 2, 3 und 5 sind richtig
B. Nur 1, 3 und 5 sind richtig
C. Nur 1, 3, 4 und 5 sind richtig
D. Nur 2, 3 und 5 sind richtig
E. Nur 3, 4 und 5 sind richtig

2.15   2.4.1   Fragentyp A

Zu den Zeichen vitaler Reaktion an Hautwunden gehört nicht:

A. Rötung
B. Thrombenbildung
C. Eintrocknung
D. Eiterung
E. Schwellung

d) Knochenbrüche

2.16 **2.5.2** Fragentyp C

Aus dem Verlauf der Bruchlinien am Schädel kann auf die zeitliche Aufeinanderfolge mehrfacher Gewalteinwirkungen geschlossen werden,

weil

bei der ersten Einwirkung Biegungs-, bei den nachfolgenden Einwirkungen Berstungsbrüche entstehen.

e) Schädelhirntrauma

2.17 **2.6.1** Fragentyp C

Nach stumpfer Gewalteinwirkung auf den Schädel sind epidurale Hämatome im Kleinkindesalter nicht so häufig wie im Erwachsenenalter,

weil

die harte Hirnhaut mit der Innenseite des knöchernen Schädeldachs noch verwachsen ist.

2.18 **2.6.1** Fragentyp B
2.19
2.20

Ordnen Sie den in Liste 1 genannten intracerebralen Blutungen die in Liste 2 genannten Gefäße zu, die als häufigste Blutungsquelle in Betracht kommen.

Liste 1

2.18 Epidurale Blutung
2.19 Subdurale Blutung
2.20 Subarachnoidale Blutung

Liste 2

A. A. cerebri media
B. A. meningea media
C. Aa. cerebelli inf.
D. Sinus sigmoideus
E. VV. cerebri superiores

f) Unfall, vorsätzliche Körperverletzung

2.21   2.7.1   Fragentyp C

Kinder im Alter von 8 - 12 Jahren dürfen auf dem Beifahrersitz mitgenommen werden, wenn dieser mit einem automatischen 3-Punkt-Gurt für Erwachsene ausgerüstet ist,

weil

diese Gurtform jeder beliebigen Körperform angepaßt werden kann und somit auch sicheren Halt verleiht.

2.22   2.7.1   Fragentyp C

Zu den typischen Verletzungen eines nicht angegurteten PKW-Fahrers bei Frontalaufprall gehören Nasenbeinfrakturen,

weil

im Verlauf eines Frontalaufpralls das Gesicht des Fahrers häufig am oberen Teil des Lenkrades aufschlägt.

2.23   2.7.1   Fragentyp D

Der richtig angelegte 3-Punkt-Gurt garantiert festen Halt. Dennoch werden die nachfolgenden Verletzungen bei einem Frontalunfall nicht immer vermieden:

1) Rippenfrakturen
2) Schnittverletzungen
3) Stumpfes Bauchtrauma
4) Halswirbelluxation
5) Patellarfrakturen

Wählen Sie bitte die zutreffende Aussagenkombination.

A. Nur 2, 4 und 5 sind richtig
B. Nur 1, 2 und 5 sind richtig
C. Nur 3 und 4 sind richtig
D. Nur 5 ist richtig
E. Alle Aussagen sind richtig

| 2.24 | 2.7.1 | Fragentyp B |
| 2.25 | | |

Ordnen Sie bitte jeder der in Liste 1 angegebenen Sitzpositionen die typischen Unfallfolgen bei einem Frontalaufprall zu (Liste 2).

Liste 1

2.24 Nicht angegurteter Fahrer

2.25 Beifahrer, nicht angegurtet

Liste 2

A. Knieanprall an Armaturen mit Patellarfraktur und Hüftgelenksluxation

B. Bruch der Halswirbelsäule

C. Frakturen im Ober- und Unterarmbereich

D. Thoraxkompressionen mit Brustbein- und Rippenbrüchen

E. Stumpfes Bauchtrauma mit Leber- und Milzruptur

| 2.26 | 2.7.1 | Fragentyp C |

Typische Verletzungen von Fußgängern bei Verkehrsunfällen sind Unterschenkelbrüche,

weil

es beim Anfahren eines Fußgängers durch einen PKW während des Stürzens häufig zu einer Tibia-Torsionsfraktur kommt.

2.27   2.7.1   Fragentyp B
2.28
2.29

Ordnen Sie bitte die in Liste 1 angegebenen Straßenverkehrsunfallverletzungen, nach ihrer wahrscheinlichsten Entstehung den Angaben in Liste 2 zu.

Liste 1   Liste 2

2.27 Unterschenkelfraktur   A. Anfahrverletzung eines
                                    Fußgängers durch einen
2.28 Halswirbelsäulen-   PKW
     bänderzerrung
                                 B. Gurtverletzung eines
2.29 Schlüsselbein-   angeschnallten Fahrers
     fraktur links   eines PKW

                                 C. Peitschenschlagverletzung
                                    bei fehlender Kopfstütze
                                    des PKW-Sitzes

                                 D. Verletzung des unange-
                                    schnallten Beifahrers
                                    durch das Armaturen-
                                    brett

                                 E. Aufprallverletzung des
                                    unangeschnallten Fahrers
                                    am Lenkrad

2.30   2.7.2   Fragentyp C

Unbeschädigtes Schuhwerk beweist, daß ein Fußgänger nicht stehend von einem PKW erfaßt wurde,

weil

ein Erfassen im Stehen an den Schuhsohlen Schleifspuren setzt.

2.31   2.7.2   Fragentyp D

Typische Verletzungen durch Überrollen mit einem PKW sind:

1) Zermalmung des Schädels
2) Ablederungshöhle am Oberschenkel
3) Offene Tibia-Fibula-Frakturen beidseits

4) Rippenserienbrüche beidseits, parasternal
5) Flächenhafte Hämatome im Lendenbereich mit isoliertem Bruch des 5. Lendenwirbels

Wählen Sie bitte die zutreffende Aussagenkombination.

A. Nur 1, 3 und 5 sind richtig
B. Nur 2, 3 und 4 sind richtig
C. Nur 1, 2 und 4 sind richtig
D. Nur 2, 3 und 5 sind richtig
E. Alle Aussagen sind richtig

2.32   2.7.2   Fragentyp C

Das Fehlen von äußerlich erkennbaren Zeichen eines vitalen Geschehens bei Überrollen eines Menschen durch ein Schienenfahrzeug beweist Todeseintritt vor dem Überrollen,

weil

die massive und den Körper überrollende Gewalteinwirkung eines Schienenfahrzeuges stets mit Blutunterlaufungen an den verletzten Körperstellen verbunden ist.

2.33   2.7.3   Fragentyp A

Eine Tötung durch fremde Hand ist anzunehmen und ein Suicid auszuschließen, wenn

A. ein Erschossener mehrere Kopfschüsse aufweist
B. ein Erhängter Verletzungsspuren (z.B. Kratzer am Hals) aufweist
C. ein Erstochener mit tödlichem Herzstich in einem anderen Raum als das Tatwerkzeug aufgefunden wird
D. ein Eisenbahnüberfahrener an den Schienen angebunden ist
E. Keine der Antworten ist richtig

| 2.34 | 2.7.3 | Fragentyp C |

Bei Fällen von Fenstersturz ist zwischen Unfall, Suicid und Fremdeinwirkung leicht zu unterscheiden,

weil

je nach Ursache des Absturzes charakteristische Verletzungen beobachtet werden.

g) Spurensicherung

| 2.35 | 2.8.2 | Fragentyp A |

Sie wollen eine noch feuchte Blutspur auf einem Stück Stoff untersuchen lassen. Für die Einsendung

A. lassen Sie das Blut völlig eintrocknen
B. verpacken Sie das Stoffstück luftdicht
C. legen Sie das blutige Stoffstück in Formalin ein
D. konservieren Sie den Blutfleck durch Luminol-Spray
E. legen Sie das Stoffstück in Citrat-Lösung ein

| 2.36 | 2.8.2 | Fragentyp C |

Bei Verkehrsunfällen mit Unfallflucht sind nur die Befunde am Körper des Verletzten von Bedeutung,

weil

die Veränderungen z.B. an der Bekleidung zu allgemeiner Natur sind, als daß sie zur Identifizierung des Fluchtfahrzeuges dienen könnten.

| 2.37 | 2.8.2 | Fragentyp A |

Welche Aussage trifft nicht zu? Ein am Tatort eines Mordes gesicherter Zigarettenstummel muß gesichert werden, weil durch seine Untersuchung folgende kriminalistisch wichtigen Befunde erhoben werden können:

A. Zusammensetzung von möglichen Lippenstiftspuren
B. Feststellung möglicher Fingerabdruckspuren
C. Feststellung der Geschlechtszugehörigkeit des Rauchers
D. Feststellung von Ausscheidereigenschaften des Rauchers
E. Feststellung der Blutgruppenzugehörigkeit im ABO-System

h) Notzucht

2.38　　　　　　　2.9.1　　　　　　　Fragentyp D

Zur Aufklärung eines Sexualverbrechens kommen folgende Untersuchungen in Betracht:

1) Spermanachweis
2) Bestimmung von Blutgruppenmerkmalen
3) Nachweis von Vaginalepithelien
4) Nachweis von Kratzwunden an der Innenseite der Oberschenkel
5) Qualitativer Nachweis von Geschlechtschromatin

Wählen Sie bitte die zutreffende Aussagenkombination.

A. Nur 1, 2 und 3 sind richtig
B. Nur 1, 4 und 5 sind richtig
C. Nur 1, 2, 3 und 4 sind richtig
D. Nur 1, 2, 4 und 5 sind richtig
E. Alle Aussagen sind richtig

2.39   2.9.2   Fragentyp C

Die Sicherstellung eines nach der Tat getragenen Schlüpfers vom Opfer eines Notzuchtverbrechens zum Nachweis von Sperma ist zwecklos, wenn mehr als 24 Std. seit der Tat vergangen sind,

weil

Sperma im Scheideninhalt meist nicht länger als 24 Stunden erhalten bleibt.

2.40   2.9.2   Fragentyp D

Die spurenkundliche Auswertung angetrockneter Flecken von fraglichem Sperma erfordert folgende Untersuchungsgänge:

1) Nachweis von Merkmalen des ABO-Systems
2) Nachweis der Ausscheidereigenschaft
3) Nachweis von Rhesus (CDE)-Merkmalen
4) Nachweis von beweglichen Spermatozoen
5) Nachweis von α-Fetoprotein

Wählen Sie bitte die zutreffende Aussagenkombination.

A. Nur 1 und 2 sind richtig
B. Nur 1 und 4 sind richtig
C. Nur 1, 2 und 4 sind richtig
D. Nur 2 und 4 sind richtig
E. Alle Aussagen sind richtig

2.41   2.9.3   Fragentyp C

Der Nachweis der Ausscheidereigenschaft im Scheidenabstrich nach einer Vergewaltigung beweist, daß der Täter "Ausscheider" ist,

weil

die Ausscheidereigenschaft nur im Sperma, nicht dagegen im Vaginalsekret vorkommt.

2.42	2.9.3	Fragentyp C

Untersuchungen zum Nachweis von ABO-Blutgruppen- und Ausscheidersubstanz sind an angetrockneten Spermaspuren nahezu unbegrenzt möglich,

weil

ABO-Blutgruppen- und Ausscheidersubstanz sich nach dem Eintrocknen nicht verändern.

2.43	2.9.3	Fragentyp C

Bei frischer Defloration mit blutigem Scheideninhalt sind spurenkundliche Untersuchungen zum Nachweis von Blutgruppen bzw. Ausscheidereigenschaften sinnlos,

weil

das aus der Verletzung stammende Blut die Blutgruppen- und Ausscheidereigenschaft des Vaginalsekrets überdeckt.

2.44	2.9.3	Fragentyp C

Bei Notzucht kann die Untersuchung eines Scheidenabstrichs als Nativpräparat sofort nach gynäkologischer Untersuchung die Glaubwürdigkeit der Zeugin bestätigen oder erschüttern,

weil

aus dem Befund (Beweglichkeit, Anzahl der Spermien) in jedem Fall auf den Zeitpunkt des Vorfalls geschlossen werden kann.

i) Neugeborenes und Kindstötung

2.45   2.10.1   Fragentyp A

Von welcher Körperlänge an müssen Totgeburten in das Personenstandsregister eingetragen werden?

A. 45 cm
B. 40 cm
C. 35 cm
D. 30 cm
E. Die Eintragungspflicht hängt nicht von der Körperlänge ab.

2.46   2.10.2   Fragentyp A

Zu den natürlichen Todesursachen von Neugeborenen zählen in der Regel nicht

A. Blutung nach Tentoriumsriß
B. Herzstillstand wegen Unterkühlung
C. Nabelschnurumschlingung
D. Asphyxie
E. Rhesusincompatibilität

2.47   2.10.3   Fragentyp A

Welche Aussage trifft nicht zu? Im Zusammenhang mit der Öffnung der Leiche eines neugeborenen Kindes ist festzustellen, ob es

A. ehelich oder nichtehelich ist
B. nach der Geburt gelebt hat
C. während der Geburt gelebt hat
D. reif gewesen ist
E. fähig gewesen ist, das Leben außerhalb des Mutterleibes fortzusetzen

2.48	2.10.3	Fragentyp A

Eine positive Schwimmprobe der Lunge bei der Sektion eines Neugeborenen beweist:

A. Fäulnisprozesse
B. Lebensfähigkeit
C. Fruchtwasseraspiration
D. Reanimation beim asphyktischen Neugeborenen
E. keine dieser Möglichkeiten

2.49	2.10.4	Fragentyp A

Kindstötung im Sinne des § 217 StGB ist:

A. Vorsätzliche Tötung eines leiblichen Kindes durch die Mutter
B. Tötung eines nichtehelichen Kindes durch die Mutter
C. Vorsätzliche Tötung eines leiblichen Kindes durch einen Elternteil
D. Tötung eines Kindes während oder gleich nach der Geburt
E. Keine dieser Möglichkeiten

2.50	2.10.5	Fragentyp A

Durch welche Verhaltensweise der Mutter eines unehelichen Kindes wird der Tatbestand der Kindestötung (§ 217 StGB) erfüllt?

A. Anwendung stumpfer Gewalt
B. Behinderung der Atmung
C. Unterlassen der Versorgung
D. Ertränken
E. Alle unter A - D genannten Möglichkeiten können unter die Vorschrift des § 217 StGB fallen.

2.51 2.10.5 Fragentyp A

Was spricht für die Richtigkeit der Behauptung einer Sturzgeburt?

A. Tentoriumsriß
B. Nabelschnurzerreißung
C. Schädelbruch
D. Blutunterlaufung der Kopfschwarte
E. Keine der genannten Möglichkeiten

2.52 2.10.5 Fragentyp A

Der Entschluß zur Tötung des Neugeborenen wird zumeist gefaßt:

A. Bald nach Kenntnis der Schwangerschaft
B. Gar nicht, denn Fahrlässigkeit ist die häufigste Todesursache
C. Nach Einsetzen der ersten Kindsbewegungen
D. Während oder unmittelbar nach der Geburt
E. Bei Abneigung gegen den Kindsvater nach der Empfängnis

j) Kindsmißhandlung

2.53 2.56 2.11.1 Fragentyp B
2.54 2.57
2.55

Ordnen Sie bitte jedem der in Liste 1 angegebenen Sachverhalte die am ehesten in Betracht kommenden Verletzungsfolgen in der Liste 2 zu.

Liste 1   Liste 2

2.53 Sturz vom Wickeltisch   A. Impressionsfraktur am
     1 m Höhe, Steinboden,   Schädel
     seitliches Aufschlagen
     auf glatter Fläche   B. Querbruch der Schädelbasis

2.54 Sturz vom Wickeltisch
1 m Höhe, Steinboden,
seitliches Aufschlagen
auf kantiger Fläche

2.55 Sturz vom Wickeltisch
1 m Höhe, Aufschlagen
mit Gesicht auf Teppich-
boden

2.56 Kindsmißhandlung durch
Schläge auf den Kopf

2.57 Kindsmißhandlung durch
Schläge im Rumpfbereich

C. Platzwunden im Schläfen-
Hinterhauptsbereich

D. Hämatome

E. Querverlaufende
Schürfungen am Rücken

2.58   2.11.1   Fragentyp D

Äußerlich erkennbare Zeichen von Kindsmißhandlung sind:

1) Multiple Hämatome
2) Anämie
3) Verletzungen an den oberen Extremitäten
4) Striemen
5) Bißwunden

Wählen Sie bitte die zutreffende Aussagenkombination.

A. Nur 1 und 2 sind richtig
B. Nur 1, 2 und 4 sind richtig
C. Nur 1, 3 und 4 sind richtig
D. Nur 1, 3, 4 und 5 sind richtig
E. Alle Aussagen sind richtig

2.59   2.11.1   Fragentyp A

Opfer von Kindsmißhandlungen und Vernachlässigungen
sind am häufigsten:

A. Nichteheliche Kinder
B. Stiefkinder im Säuglingsalter
C. Eheliche Kleinkinder
D. Adoptivkinder
E. Pflegekinder

2.60	2.11.1	Fragentyp A

Bei Verdacht auf Kindsmißhandlung besteht

A. Meldepflicht an das Jugendamt
B. Meldepflicht an das Gesundheitsamt
C. Meldepflicht an die Staatsanwaltschaft
D. Die Aussagen A - C sind alle richtig.
E. Die Aussagen A - C sind alle falsch.

2.61	2.11.1	Fragentyp C

Kopfverletzungen bei Kindern oberhalb der "Hutkrempenlinie" sollten den Verdacht auf Kindsmißhandlung erwecken,

weil

sturzbedingte Verletzungen am Kopf regelmäßig unterhalb der "Hutkrempenlinie" liegen.

2.62	2.11.2	Fragentyp C

Bei einem Säugling, der zum Skelett abgemagert und verstorben ist, muß als Todesursache unnatürlicher Tod bescheinigt werden,

weil

hier eine Sonderform der Kindsmißhandlung vorliegen kann.

k) Schußverletzungen

2.63	2.12.1	Fragentyp C

Beim Durchschuß durch das Schädeldach entsteht beim Ausschuß ein sich nach außen keilförmig verjüngendes Bruchstück,

weil

beim Schuß durch das Schädeldach die Tabula interna immer leichter bricht als die Tabula externa.

2.64   2.12.1   Fragentyp A

Einen absoluten Nahschuß beweisen:

A. Stanzfigur um den Einschuß
B. Pulverteilchen im Geschoßkanal
C. Pulvereinsprengung um die Einschußwunde
D. Schmauchhof
E. Gewebeteile im Lauf der Waffe

2.65   2.12.2   Fragentyp D

Bei einem Durchschuß durch den Körper läßt sich eine der beiden Schußöffnungen in der Haut sicher als Einschußöffnung erkennen,

1) wenn es sich um die größere Verletzung handelt
2) wenn es sich um die kleinere Verletzung handelt
3) wenn eine Stanzfigur nachweisbar ist
4) wenn Schmauchauflagerungen zu finden sind
5) bei Blut- und Gewebespritzern in der Umgebung der Wunde

Wählen Sie bitte die zutreffende Aussagenkombination.

A. Nur 3 und 4 sind richtig
B. Nur 2, 3 und 4 sind richtig
C. Nur 2, 3, 4 und 5 sind richtig
D. Nur 2, 3 und 5 sind richtig
E. Nur 1, 3 und 4 sind richtig

2.66   2.12.2   Fragentyp D

Aus welchen Befunden kann auf einen relativen Nahschuß geschlossen werden?

1) Stanzmarke
2) Pulvereinsprengungen
3) Beschmauchung um die Einschußöffnung
4) Sehr große Einschußöffnung
5) Platzwunde an der Einschußstelle

Wählen Sie bitte die zutreffende Aussagenkombination.

A. Nur 1, 2 und 3 sind richtig
B. Nur 1, 3 und 4 sind richtig
C. Nur 2 und 3 sind richtig
D. Nur 2, 3 und 4 sind richtig
E. Alle Aussagen sind richtig

2.67   2.12.4   Fragentyp C

Mehrfache Schüsse durch die Brust mit Schädigung lebenswichtiger Gebiete wie Lungenwurzel oder Herz beweisen eine Tötung durch fremde Hand,

weil

bei Schußverletzungen von Lungenwurzel und Herz sofort Handlungsunfähigkeit eintritt.

2.68   2.12.4   Fragentyp A

Gegen eine Selbsttötung durch Schuß spricht

A. Entblößen der Einschußöffnung von Kleidung
B. Stanzfigur im Einschußbereich
C. Fehlen einer Stanzfigur am Einschuß
D. Schußwaffe in der Hand des Leichnams
E. Einschuß an der linken Brustseite

2.69 2.12.5 Fragentyp C

Bei operativer Entfernung eines Steckschusses soll das Projektil nicht mit metallenen Geräten wie Pinzetten entfernt werden,

weil

dadurch infolge Übertragung von Metallspuren die weiteren kriminaltechnischen Untersuchungen des Projektils gestört werden können.

2.70 2.12.5 Fragentyp D

Die Asservierung von excidiertem Gewebsmaterial aus der Umgebung von Schußverletzungen ist vor allem aus folgenden Gründen notwendig:

1) Zur Unterscheidung: Selbst- oder Fremdbeibringung
2) Zum Nachweis des Einschusses
3) Zum Nachweis der Schußentfernung
4) Zum Nachweis der Waffenart

Wählen Sie bitte die zutreffende Aussagenkombination.

A. Nur 1 und 3 sind richtig

B. Nur 1, 2 und 3 sind richtig

C. Nur 2 und 3 sind richtig

D. Nur 2, 3 und 4 sind richtig

E. Alle Aussagen sind richtig

3. Erhängen, Erdrosseln, Erwürgen, Ertrinken

3.01 3.1.1 Fragentyp C

Äußere Erstickung wird durch mechanische Behinderung der Atmung verursacht,

weil

die Atembehinderung eine generalisierte Hypoxie zur Folge hat.

3.02 3.1.1 Fragentyp A

Eine äußere Erstickung kann nicht hervorgerufen werden durch

A. Zuhalten von Mund und Nase
B. Aspiration
C. Ertrinken
D. Curare-Vergiftung
E. Aufenthalt in sehr großer Höhe

3.03 3.1.1 Fragentyp A

Eine innere Erstickung kann nicht hervorgerufen werden durch

A. Aufenthalt in großer Höhe
B. hyaline Membranen bei Neugeborenen
C. Curare-Vergiftung
D. Lungenödem
E. CO-Vergiftung

3.04   3.1.2   Fragentyp C

Ein Erwürgen durch eigene Hand ist nicht möglich,

weil

beim Würgen mit Eintreten der Bewußtlosigkeit die Muskulatur erschlafft.

3.05   3.1.2   Fragentyp A

Erstickung durch Aspiration kann auftreten bei

A. Schädelbasisbruch mit Blutung
B. Vergiftungen
C. Narkose
D. Schädelhirntrauma mit Commotio
E. Kann bei allen unter A - D genannten Möglichkeiten auftreten.

3.06   3.1.3   Fragentyp A

Was gehört nicht zu den äußerlich erkennbaren typischen Befunden bei äußerer Erstickung?

A. Cyanose des Gesichtes
B. Petechiale Blutaustritte in der Gesichtshaut
C. Petechiale Blutaustritte in den Conjunctiven
D. Intensive blau-violette Totenflecken
E. Alle unter A - D genannten Befunde sind Erstickungszeichen.

3.07 3.1.3 Fragentyp A

Was gehört nicht zu den typischen Obduktionsbefunden bei äußerer Erstickung?

A. Hyperämie der inneren Organe
B. Lungenblähung
C. Blutarme Milz
D. Tardieusche Flecken
E. Alle unter A - D genannten Befunde sind typische Erstickungsbefunde

3.08 3.1.3 Fragentyp A

Die Farbe einer Strangfurche am Hals ist kurze Zeit nach dem Tod meist

A. dunkelrot
B. rötlich
C. rosa
D. blaßgrau
E. braun

3.09 3.1.3 Fragentyp D

Todesfälle mit geringen äußeren Befunden bei einem Angriff gegen den Hals gibt es bei

1) Kleinkindern
2) Personen mit besonders elastischem Kehlkopf
3) Verwendung eines breiten und weichen Strangwerkzeuges
4) umschriebenem Druck auf den Sinus caroticus
5) Tragen eines Rollkragenpullovers seitens des Opfers

Wählen Sie bitte die zutreffende Aussagenkombination.

A. Nur 1 ist richtig
B. Nur 3 ist richtig
C. Nur 3, 4 und 5 sind richtig
D. Nur 1, 2, 3 und 4 sind richtig
E. Alle Aussagen sind richtig

3.10   3.1.4   Fragentyp A

Beim Erhängen tritt der Tod in der Regel ein durch

A. cerebrale Durchblutungsstörung
B. Rückenmarksquetschung
C. Verlegung der Atemwege
D. reflektorischen Herzstillstand
E. Alle diese Möglichkeiten treffen zu.

3.11   3.1.4   Fragentyp A

Bei typischem Erhängen tritt in der Regel der Tod ein durch

A. Kompression der Atemwege
B. vagalen Reflex
C. cerebrale Ischämie
D. Carotis-Sinus-Reflex
E. Herzstillstand

3.12   3.1.4   Fragentyp A

Als "typisches Erhängen" wird bezeichnet:

A. Erhängen ohne Unterstützung mit Knoten vorne
B. Erhängen mit Unterstützung mit Knoten hinten
C. Aufhängen eines bereits Verstorbenen
D. Erhängen mit Bruch des Dens axis
E. Keine dieser Aussagen trifft zu.

3.13	3.1.4	Fragentyp C

Eine deutlich sichtbare Strangmarke ist beim Erhängten kein vitales Zeichen,

weil

die beim Zuziehen des Strangwerkzeugs entstehenden oberflächlichen Läsionen der Epidermis auch zu Eintrocknungen führen können, wenn sie nach dem Tod erzeugt worden sind.

3.14	3.1.5	Fragentyp D

Der sog. Bolustod tritt bevorzugt auf bei

1) Alkoholisierung
2) weitem Kehlkopf
3) hastigem Essen
4) besonderem Verlauf des N. laryngeus sup.

Wählen Sie bitte die zutreffende Aussagenkombination.

A. Nur 1 und 2 sind richtig
B. Nur 2, 3 und 4 sind richtig
C. Nur 1 und 3 sind richtig
D. Nur 1, 3 und 4 sind richtig
E. Nur 2 und 4 sind richtig

3.15	3.1.5	Fragentyp A

Beim sog. Bolustod ist der Tod bedingt durch

A. mechanische Atembehinderung durch den Bolus
B. reflektorischen Atemstillstand durch Reizung der Kehlkopfnerven
C. reflektorischen Herzstillstand durch Reizung der Kehlkopfnerven
D. reflektorischen Herzstillstand durch Reizung des Sinus caroticus
E. Keine dieser Möglichkeiten trifft zu.

3.16 3.19	3.1.5	Fragentyp B
3.17 3.20		
3.18		

Ordnen Sie den in Liste 1 genannten Pathomechanismen die in Liste 2 aufgeführten Sachverhalte zu.

Liste 1

3.16 Reflektorischer Herzstillstand

3.17 Reflektorischer Herzstillstand

3.18 Reflektorischer Herzstillstand

3.19 Anoxie des Gehirns

3.20 Ersticken

Liste 2

A. Handkantenschlag
B. Bolustod
C. Erwürgen
D. Erhängen
E. Sturz auf den Hals

| 3.21 | 3.1.6 | Fragentyp A |

Wodurch treten die häufigsten Todesfälle in schiffbaren Binnengewässern auf?

A. Schiffbruch
B. Trunkenheit des Schiff- und Hafenpersonals
C. Wassersport
D. Selbstmord
E. Höhere Gewalt

| 3.22 | 3.1.6 | Fragentyp A |

Gegen einen Tod durch Ertrinken im Süßwasser spricht folgender Befund:

A. Akutes Lungenemphysem
B. Überdurchschnittliches Lungengewicht
C. Schaum in den Bronchien
D. Hyperämie der Leber
E. Paltaufsche Flecken

3.23   3.1.6   Fragentyp A

Welche Umstände sind dafür maßgeblich, ob eine Leiche auf der Wasseroberfläche treibt?

A. Gewicht des Körpers
B. Todesart (z.B. Entblutung)
C. Wassertemperatur
D. Bekleidung
E. Keine dieser Umstände

3.24   3.1.6   Fragentyp A

In tiefen Gewässern befinden sich Leichen gewöhnlich in

A. Bauchlage
B. Rückenlage
C. Seitenlage
D. Kopflage
E. Fußlage

3.25   3.1.6   Fragentyp A

Gasfäulnis einer Wasserleiche erkennt man an

A. Schaumpilz
B. allgemeiner Aufblähung des Leichnams
C. Verlust von Haaren und Nägeln
D. Waschhaut an Händen und Füßen
E. Lungenblähung

3.26   3.1.6   Fragentyp A

Bei Aufenthalt von Leichen in strömenden Gewässern können sog. Treibspuren auftreten. An welchen Körperteilen finden sich diese Spuren normalerweise nicht?

A. Stirn, Nase
B. Knie

C. Ellenbogen
D. Handrücken
E. Fußspitzen oder Fußrücken

3.27   3.1.7   Fragentyp A

Folgende Maßnahmen sind bei Fällen von Erhängen für die weitere kriminaltechnische Untersuchung nicht notwendig:

A. Sicherung des Strangwerkzeugs
B. Erhaltung des Knotens des Strangwerkzeugs
C. Schützen der Hände des Aufgehängten mit Plastikfolie
D. Schützen von Kopf und Hals mit Plastikfolie
E. Feststellung der Höhe des Aufhängepunktes

4. Hitze, Kälte, Strahlung

4.01   4.1.1   Fragentyp D

Bei einem durch Brand veränderten Leichnam spricht für einen Tod infolge Brandeinwirkung

1) Rußteilchen in Kehlkopf und Trachea
2) Rußteilchen im Magen
3) Fechterstellung
4) Versengung nur der äußeren Anteile der Augenwimpern
5) Krähenfüße um die Augen

Wählen Sie bitte die zutreffende Aussagenkombination.

A. Nur 1 und 2 sind richtig
B. Nur 2 und 3 sind richtig
C. Nur 1, 2, 3 und 5 sind richtig
D. Nur 1, 2, 4 und 5 sind richtig
E. Alle Aussagen sind richtig

4.02   4.1.1   Fragentyp D

Bei einer stark verkohlten Leiche werden im Blut 15% CO-Hb gefunden. Dieser Befund spricht für:

1) CO-Vergiftung
2) Ersticken
3) Brandentstehung durch Rauchen
4) Todeseintritt vor Brandentstehung
5) Todeseintritt während des Brandes

Wählen Sie bitte die zutreffende Aussagenkombination

A. Nur 3 und 4 sind richtig
B. Nur 1, 2 und 5 sind richtig

C. Nur 2, 3 und 5 sind richtig
D. Nur 2 und 5 sind richtig
E. Nur 1, 3 und 5 sind richtig

4.03   4.1.1   Fragentyp D

Bei einem Schwelbrand kommt als akute Todesursache in Betracht

1) Verbrennungsschock
2) CO-Vergiftung
3) Hypoxie
4) reflektorischer Herzstillstand
5) Erstickung durch Einatmung heißer Gase

Wählen Sie bitte die zutreffende Aussagenkombination

A. Nur 1 und 2 sind richtig
B. Nur 1, 2 und 3 sind richtig
C. Nur 1, 2, 3 und 5 sind richtig
D. Nur 2 und 3 sind richtig
E. Nur 2, 3 und 4 sind richtig

5. Elektrischer Strom

5.01   5.1.1   Fragentyp A

Besonders gefährlich ist folgende Stromart:

A. Hochfrequenzwechselstrom
B. Niederfrequenzwechselstrom
C. Gleichstrom
D. Drehstrom
E. Es bestehen keine wesentlichen Unterschiede.

5.02   5.1.2   Fragentyp C

Ein Stromtod ohne Strommarken am Leichnam ist bei normaler Haushaltsspannung (220 V) nicht möglich,

weil

bei dieser Spannung (220 V) die für die Erzeugung der Strommarke nötige Flächenstromdichte nicht erreicht wird.

5.03   5.1.2   Fragentyp D

Typische Merkmale der Strommarke sind

1) porzellanartiger Randwall
2) zentrale Delle
3) hyperämischer Randsaum
4) strahlenförmige zentrale Einziehung
5) Blasenbildung im Corium

Wählen Sie bitte die zutreffende Aussagenkombination.

A. Nur 1 und 2 sind richtig
B. Nur 1 und 4 sind richtig
C. Nur 1, 2 und 3 sind richtig
D. Nur 1, 3, 4 und 5 sind richtig
E. Alle Aussagen sind richtig

5.04 5.1.3 Fragentyp A

Für einen Tod durch Blitzschlag spricht

A. Zerfetzung der Kleidung
B. Schmelzspuren an Metallteilen der Kleidung
C. farnkrautähnliche bräunliche Verfärbung an der Haut
D. Verkohlung am Schuhwerk
E. Alle Möglichkeiten sind richtig.

5.05 5.1.3 Fragentyp A

Zu den typischen Folgen von Stromunfällen zählen nicht

A. Exartikulation von Gelenken
B. Herzkammerflimmern
C. Herzstillstand
D. posttraumatische Anurie
E. cerebrale Colliquationsnekrosen

6. Schwangerschaftsabbruch

6.01   6.1.1   Fragentyp C

Im Strafrecht wird der Beginn des Lebens mit der Befruchtung des Eies gleichgesetzt,

weil

dabei die erbbedingte Individualität des werdenden Menschen festgelegt wird.

6.02   6.1.1   Fragentyp D

Ein Schwangerschaftsabbruch ist bei Gefahr für das Leben der Schwangeren zulässig

1) bei Volljährigen nur mit Einwilligung der Schwangeren
2) bei Minderjährigen auch ohne deren Einwilligung, wenn die Einwilligung der Erziehungsberechtigten vorliegt
3) stets nur nach Beratung gemäß § 218 b, Abs. 1 Nr. 1 (z.B. durch eine Beratungsstelle oder einen Arzt, der nicht selbst den Abbruch vornimmt)
4) wenn seit der Empfängnis nicht mehr als 12 Wochen vergangen sind
5) wenn seit der Empfängnis nicht mehr als 22 Wochen vergangen sind

Wählen Sie bitte die zutreffende Aussagenkombination.

A. Nur 1 ist richtig
B. Nur 1 und 2 sind richtig
C. Nur 1, 3 und 4 sind richtig
D. Nur 1, 3 und 5 sind richtig
E. Nur 1, 2, 3 und 5 sind richtig

6.03 6.06   6.1.2   Fragentyp B
6.04
6.05

Ordnen Sie den in Liste 1 genannten Pathomechanismen
die in Liste 2 aufgeführten tödlichen Abtreibungsfolgen
zu.

Liste 1   Liste 2

6.03 Hämolyse   A. Gasbrand
6.04 Hämolyse   B. Peritonitis
6.05 Verbrauchs-   C. Luftembolie
     koagulopathie   D. Endotoxinschock
6.06 Herzversagen   E. Seifenintoxikation

6.07   6.1.2   Fragentyp A

Die Fundsituation: Weibliche Leiche mit entblößtem
Unterleib, Schüssel mit Seifenlösung und Mutterdusche
spricht am ehesten für

A. ein generalisiertes Shwartzman-Sanarelli-Phänomen
   bei Abtreibung
B. akute Luftembolie bei Selbstabtreibung
C. protrahierte Luftembolie bei Selbstabtreibung
D. Fremdabtreibung mit akuter Luftembolie
E. Reflextod nach Peritonealreizung

6.08   6.1.2   Fragentyp C

Bei einer Abtreibung durch Eihautstich kann eine Luftembolie auftreten,

weil

das Abtreibungsinstrument auch Placentargefäße verletzt
und dann Luft einströmen kann.

| 6.09 | 6.1.2 | Fragentyp A |

Als taugliches Mittel zum Zwecke der Fruchtabtreibung gilt:

A. Einnahme von Drastica
B. Ultraschall
C. Injektion von Sexualhormonen
D. Einspritzen von Flüssigkeit in die Gebärmutterhöhle
E. Chinin per os in Überdosis

| 6.10 | 6.1.2 | Fragentyp A |

Welche Sektionstechnik ist zum Nachweis einer Luftembolie am besten geeignet?

A. Die Routine-Technik
B. Die übliche Sektionstechnik mit besonderem Augenmerk auf die Blutsäule in den Ovarialvenen
C. Eröffnung der Herzkammern unter Wasser
D. Eröffnung der Herzkammern unter Wasser und gaschromatographische Analyse des gewonnenen Gases
E. Sektion an dem unter Wasser befindlichen Leichnam

| 6.11 | 6.1.2 | Fragentyp D |

Zum Nachweis eines wenige Tage zurückliegenden Fruchtabgangs eignen sich folgende Untersuchungsmethoden:

1) Qualitativer Chorion-Gonatropinnachweis im Harn
2) Feststellung der Uterusgröße
3) Feststellung der Uterusbeschaffenheit
4) Reaktionen der Brustdrüse
5) Qualitativer Oestrogen-Nachweis im Harn

Wählen Sie bitte die zutreffende Aussagenkombination.

A. Nur 1 ist richtig
B. Nur 1 und 5 sind richtig
C. Nur 1, 2, 3 und 4 sind richtig
D. Nur 2 und 3 sind richtig
E. Nur 2, 3 und 4 sind richtig

7. Vaterschaft

7.01	7.1.1	Fragentyp C

Als Vater eines nichtehelichen Kindes wird nach dem bürgerlichen Recht zunächst der Mann vermutet, welcher der Kindsmutter während der gesetzlichen Empfängniszeit beigewohnt hat,

weil

eine Zeugung außerhalb der gesetzlichen Empfängniszeit (181. - 302. Tag vor dem Tag der Geburt) biologisch nicht möglich ist.

7.02	7.1.1	Fragentyp C

Die gesetzliche Empfängniszeit reicht vom 181. bis 302. Tag vor der Geburt des Kindes,

weil

außerhalb dieser Grenzen Lebendgeburten bisher nicht beobachtet wurden.

7.03 7.1.1 Fragentyp D

Als Vater eines nichtehelichen Kindes ist festzustellen, wer

1) in der Empfängniszeit der Mutter beigewohnt hat
2) die Vaterschaft einräumt
3) das Kind gezeugt hat
4) der Mutter in der Empfängniszeit beigewohnt hat und an dessen Vaterschaft keine schwerwiegenden Zweifel verbleiben
5) von der Mutter unter Eid als einziger Mann angegeben wird, mit dem sie in der Empfängniszeit Geschlechtsverkehr gehabt habe

Wählen Sie bitte die zutreffende Aussagenkombination.

A. Nur 1 und 5 sind richtig
B. Nur 3 und 4 sind richtig
C. Nur 1 und 2 sind richtig
D. Nur 4 und 5 sind richtig
E. Alle Aussagen sind richtig

7.04 7.1.2 Fragentyp D

Zur Abstammungsbegutachtung stehen folgende Möglichkeiten zur Verfügung:

1) Die Begutachtung der Tragzeit
2) Die Begutachtung der gesetzlichen Empfängniszeit
3) Die Begutachtung der Zeugungsfähigkeit
4) Die Begutachtung von Erbmerkmalen
5) Die Begutachtung des kindlichen Reifegrades

Wählen Sie bitte die zutreffende Aussagenkombination.

A. Nur 1 und 3 sind richtig
B. Nur 1, 3 und 4 sind richtig
C. Nur 1, 3, 4 und 5 sind richtig
D. Nur 2, 3 und 4 sind richtig
E. Alle Aussagen sind richtig

7.05 7.08	7.1.2	Fragentyp B
7.06		
7.07		

Ordnen Sie die in Liste 1 genannten Begriffe den in Liste 2 aufgeführten Ursachen zu.

Liste 1   Liste 2

7.05 Impotentia coeundi   A. Mißbildung der
                              Geschlechtsorgane
7.06 Impotentia coeundi
                           B. Psychische Abneigung
7.07 Impotentia coeundi   gegen die Partnerin

7.08 Impotentia generandi C. Kryptorchie

                           D. Erkrankungen des
                              Rückenmarks

| 7.09 | 7.1.2 | Fragentyp C |

Ein Mann mit hochgradiger Oligospermie kann aus rechtlicher Sicht nicht als Erzeuger eines Kindes in Betracht kommen,

weil

er nach medizinischer Erfahrung als infertil anzusehen ist.

| 7.10 | 7.1.2 | Fragentyp C |

Die Angabe der letzten vorgeburtlichen Regel ist für die Tragzeitbegutachtung von besonderer Bedeutung,

weil

dieser Termin gewöhnlich die Grundlage für die Errechnung des Geburtstermins bildet.

| 7.11 | 7.1.2 | Fragentyp C |

Die Tragzeitbegutachtung kann zur Klärung der Abstammungsfrage nur dann angewendet werden, wenn das Kind bei seiner Geburt reif war,

weil

bei Frühgeburten Rückschlüsse aus dem "Reifegrad" auf die Tragzeit nicht möglich sind.

| 7.12 | 7.1.2 | Fragentyp C |

Aus einem einmaligen Kohabitationstermin und den Geburtsmaßen des Kindes kann u.U. schon auf die Nichtvaterschaft eines Mannes geschlossen werden,

weil

die Tragzeiten für Kinder bestimmter "Größenklassen" nur geringfügig differieren.

| 7.13 | 7.1.2 | Fragentyp D |

Die Verwendung eines Blutgruppensystems im Vaterschaftsgutachten ist an folgende Voraussetzungen gebunden:

1) Monomerer Erbgang
2) Konstanz der Merkmale
3) Einfache Nachweistechnik
4) Zuverlässige Reproduzierbarkeit
5) Statistische Sicherung des Erbgangs

Wählen Sie bitte die zutreffende Aussagenkombination.

A. Nur 1, 2 und 5 sind richtig

B. Nur 1, 2, 4 und 5 sind richtig

C. Nur 2, 3 und 4 sind richtig

D. Nur 2, 3, 4 und 5 sind richtig

E. Alle Aussagen sind richtig

7.14	7.1.2	Fragentyp D

Ein Kind hat die Blutgruppe O, die Mutter A_1. Ein Mann der folgenden Blutgruppenzugehörigkeit kann Erzeuger des Kindes sein:

1) A_1 4) O
2) B   5) A_2
3) A_1B

Wählen Sie bitte die zutreffende Aussagenkombination.

A. Nur 1, 2 und 4 sind richtig
B. Nur 1, 2, 3 und 4 sind richtig
C. Nur 2, 3 und 4 sind richtig
D. Nur 1, 2, 4 und 5 sind richtig
E. Nur 2, 3, 4 und 5 sind richtig

7.15	7.1.2	Fragentyp A

Aus dem Erscheinungsbild (Phänotyp) kann bei den Blutgruppen in jedem Fall auf das Erbbild (Genotyp) geschlossen werden bei

A. codominantem Erbgang
B. dominant-recessivem Erbgang
C. Genkoppelung
D. Genverlust
E. stummen Varianten

7.16 7.19	7.1.2	Fragentyp B
7.17 7.20		
7.18		

Ordnen Sie den in Liste 1 genannten Erbgängen die in Liste 2 aufgeführten Blutgruppenanlagen zu.

    Liste 1   Liste 2

7.16 Dominant   A. D

7.17 Recessiv   B. A_2

7.18 Recessiv   C. O

7.19 Codominant   D. d

7.20 Wahlweise dominant-   E. M
     codominant-recessiv

| 7.21 | 7.1.2 | Fragentyp C |

Ein Kind mit der Blutgruppe O kann keinen Mann mit der Blutgruppe AB zum Vater haben,

weil

die Merkmale A und B dominant über das Merkmal O sind.

7.22	7.1.2	Fragentyp B
7.23		
7.24		

Ordnen Sie den in Liste 1 genannten Ausschlußformen die in Liste 2 genannten Konstellationen zu.

    Liste 1

7.22 Klassischer Ausschluß

7.23 Entgegengesetzte Reinerbigkeit

7.24 Entgegengesetzte Reinerbigkeit

    Liste 2

	Kind	Kindsmutter	Eventualvater
A.	MN	MM	MM
B.	MN	MM	NN
C.	MM	MN	NN

	Kind	Kindsmutter	Eventualvater
D.	MN	NN	MN
E.	NN	MN	MM

7.25   7.1.2   Fragentyp A

Nachstehend finden Sie die (gekürzten) Blutgruppenformeln von Kind und Kindsmutter. Welcher der Männer A - E ist als Erzeuger <u>nicht</u> auszuschließen?

Kind A_2 CcD.Ee
Kindsmutter A_1 CCD.ee

A. A_2 CcD.ee
B. O   ccddee
C. B   CcD.Ee
D. A_1B ccD.EE
E. O   CCD.ee

7.26   7.1.2   Fragentyp C

Ein rh-negatives Kind kann von RH-positiven Eltern abstammen,

<u>weil</u>

der Erbkomplex cde auch bei Rh-positiven Eltern vorliegen kann.

7.27   7.1.2   Fragentyp C

Das HL-A-System bietet für die Vaterschaftsbegutachtung wenig Informationen,

<u>weil</u>

durch die enorme Vielfalt der möglichen Phänotypen die Erbgänge nicht überschaubar sind.

7.28 7.31	7.1.2	Fragentyp B
7.29		
7.30		

Ordnen Sie den in Liste 1 genannten Häufigkeiten die in Liste 2 genannten Blutgruppenmerkmale zu (mitteleuropäische Verhältnisse).

<u>Liste 1</u>   <u>Liste 2</u>

7.28 ca. 40 %   A. O
7.29 ca. 40 %   B. A_1B
7.30 ca. 15 %   C. Rh-pos (D+)
7.31 ca. 5 %   D. rh-neg (ccddee)
                   E. A

| 7.32 | 7.1.2 | Fragentyp C |

Bei der statistischen Auswertung von Blutgruppenbefunden ergibt sich bei Übereinstimmung von häufigen Blutgruppenmerkmalen bei Kind und fraglichem Erzeuger eine hohe Vaterschaftswahrscheinlichkeit,

weil

nach der Essen-Möller-Formel die Wahrscheinlichkeit eine Funktion von Häufigkeiten ist.

| 7.33 | 7.1.2 | Fragentyp A |

Für den naturwissenschaftlichen Beweis der biologischen Vaterschaft ist geeignet:

A. Die anthropologische Untersuchung von Mutter, Kind und Eventualvater

B. Der Nachweis, daß der Eventualvater der Kindsmutter in der gesetzlichen Empfängniszeit beigewohnt hat

C. Die Blutgruppenuntersuchung von Kind und Eventualvater

D. Die Blutgruppenuntersuchung von Mutter, Kind und Eventualvater

E. Keine dieser Möglichkeiten

7.34   7.1.2   Fragentyp C

Die zur Blutgruppenbestimmung verwendeten Testseren sind von stets gleichbleibender Qualität,

weil

die Testseren ständigen Qualitätskontrollen unterliegen.

7.35   7.1.2   Fragentyp C

Durch Alterung von Blutproben ist eine Fehlbestimmung von Blutgruppenfaktoren nicht möglich,

weil

aus der Art der Reaktion die Fehlerquelle sofort erkennbar ist.

8. Spurenkunde

8.01   8.1.3   Fragentyp C

Die Unterscheidung von Menschen- und Tierblut ist möglich,

weil

die Leukocyten von Menschenblut stets eine andere Form und Häufigkeit als die von Tierblut haben.

8.02   8.1.3   Fragentyp D

Der beweiskräftige Nachweis von Blutspuren ist auf folgendem Wege möglich:

1) Mit der Benzidinreaktion
2) Durch den Gelpräcipitationstest mit Anti-Humanserum nach Ouchterlony
3) Durch mikroskopischen Nachweis von Blutzellen
4) Durch den Nachweis von Blutgruppensubstanzen mit der Mischagglutinationsmethode
5) Durch den spektroskopischen Blutfarbstoffnachweis

Wählen Sie bitte die zutreffende Aussagenkombination.

A. Nur 1 und 3 sind richtig
B. Nur 1, 2 und 3 sind richtig
C. Nur 2, 3 und 4 sind richtig
D. Nur 3, 4 und 5 sind richtig
E. Nur 3 und 5 sind richtig

8.03   8.1.3   Fragentyp C

Der Nachweis, daß Blutspuren von einer Geburt herrühren, ist nur möglich, wenn kindliches Blut in der Spur enthalten ist,

weil

nur der Nachweis von fetalen Blutbestandteilen eine Erkennung von Geburtsblut zuläßt.

8.04   8.1.3   Fragentyp D

Der Nachweis der Blutart aus einer wochenlang angetrockneten Blutspur ist möglich

1) durch die Uhlenhuthsche Präcipitin-Reaktion
2) durch den Gelpräcipitationstest nach Ouchterlony
3) durch die cytologische Auswertung von Blutzellen in der gelösten Blutspur
4) durch den Nachweis von ABO-Blutgruppensubstanzen im Mischagglutinationstest
5) durch spektroskopischen Nachweis der Art des Blutfarbstoffs

Wählen Sie bitte die zutreffende Aussagenkombination.

A. Nur 1 und 2 sind richtig
B. Nur 1, 2 und 3 sind richtig
C. Nur 1, 2 und 4 sind richtig
D. Nur 2, 3 und 4 sind richtig
E. Alle Aussagen sind richtig

8.05   8.1.4   Fragentyp A

Die Ausscheidung von ABO-Substanzen in den Sekreten

A. ist erblich bedingt
B. ist zufällig
C. hängt von der Nahrung (Eiweiß) ab
D. hängt vom Lebensalter ab
E. Kommt nur bei Leukämie vor

8.06   8.1.4   Fragentyp A

In welcher Körperflüssigkeit kommen Blutgruppensubstanzen in der stärksten Konzentration vor?

A. Blut
B. Schweiß
C. Speichel
D. Galle
E. Urin

8.07   8.1.4   Fragentyp D

Spermaflecken können mit folgenden Methoden festgestellt werden:

1) Durch den Nachweis von saurer Phosphatase
2) Durch den Nachweis von alkalischer Phosphatase
3) Mikroskopisch im ungefärbten Präparat
4) Mikroskopisch im gefärbten Präparat
5) Durch den enzymchemischen Nachweis von Fructose

Wählen Sie bitte die zutreffende Aussagenkombination.

A. Nur 1 und 3 sind richtig
B. Nur 1, 3 und 4 sind richtig
C. Nur 1, 3, 4 und 5 sind richtig
D. Nur 2 und 3 sind richtig
E. Nur 2, 3 und 4 sind richtig

8.08   8.1.4   Fragentyp A

Die Identifizierung von Scheidensekretspuren erfolgt

A. mikroskopisch durch den Nachweis von polygonalen Zellen im HE-Präparat
B. mikroskopisch durch den Nachweis von glykogenhaltigen Zellen
C. immunologisch mit spezifischen Antiseren
F. durch Extraktion und Nachweis von weiblichem Sexualhormon
E. Keine der unter A - D genannten Methoden ist geeignet.

8.09　　　　　　　　8.1.5　　　　　　　Fragentyp A

Welches Kriterium ist zur Unterscheidung von menschlichem und tierischem Haar am besten geeignet?

A. Beschaffenheit des Markstranges
B. Cuticularstruktur
C. Dicke
D. Pigmentierung
E. Beschaffenheit der Haarspitze

8.10　　　　　　　　8.1.5　　　　　　　Fragentyp A

Welche Aussage trifft nicht zu? Menschliche Haare können in der Regel durch folgende Merkmale hinsichtlich der Herkunft von verschiedenen Personen differenziert werden:

A. Unterschiedliche Blutgruppenmerkmale
B. Starke Unterschiede im Pigmentgehalt
C. Künstliche Färbung
D. Geschlechtschromatin in Zellen der Wurzelscheide
E. Vorhandensein bzw. Fehlen des Oberhäutchens

9. Forensische Toxikologie

9.01   9.1.1   Fragentyp A

Aufgrund welcher Umstände ist "Leuchtgas", das infolge eines außerhalb eines Hauses entstandenen Rohrbruchs durch das Erdreich in eine Parterrewohnung eindringt, besonders gefährlich?

A. Aufgrund seiner Schwere konzentriert sich ausgetretenes Leuchtgas in Bodennähe
B. Aufgrund der aus dem Rohrbruch stammenden großen Leuchtgasmengen
C. Aufgrund der Geruchlosigkeit
D. Aufgrund der Explosionsgefahr
E. Keine Antwort trifft zu.

9.02   9.1.1   Fragentyp C

In Städten, in denen die Gasversorgung auf Erdgas umgestellt wurde, spielt die CO-Vergiftung keine Rolle mehr,

weil

Erdgas frei von Kohlenoxid ist.

9.03   9.1.1   Fragentyp C

E 605 eignet sich als Mordgift,

weil

E 605 geruch- und geschmacklos ist.

| 9.04 | 9.1.2 | Fragentyp B |
| 9.05 | | |

Ordnen Sie bitte den in Liste 1 getroffenen Aussagen die in Liste 2 aufgeführten niedrigsten Konzentrationsspannen zu.

Liste 1

9.04 In der Regel zur Bewußtlosigkeit führende CO-Hb-Konzentration

9.05 In der Regel zum Tode führende Konzentrationen

Liste 2

A. 20 - 25 % CO-Hb
B. 30 - 35 % CO-Hb
C. 40 - 50 % CO-Hb
D. 65 - 75 % CO-Hb
E. 80 - 90 % CO-Hb

| 9.06 | 9.1.2 | Fragentyp A |

Bei Verdacht einer akuten Thalliumvergiftung ist beim Patienten zur Absicherung der Diagnose für die toxikologische Untersuchung folgendes Material am besten geeignet:

A. Blut
B. Urin
C. Faeces
D. Haare
E. Erbrochenes

9.07   9.1.2   Fragentyp D

Folgende Vergiftungen können im Verlauf von wenigen Minuten nach der Giftbeibringung zum Tode führen:

1) Blausäure
2) E 605
3) Strychnin
4) Thallium
5) Knollenblätterpilz

Wählen Sie bitte die zutreffende Aussagenkombination.

A. Nur 1 und 5 sind richtig
B. Nur 1, 2 und 5 sind richtig
C. Nur 1, 2 und 3 sind richtig
D. Nur 2, 3 und 5 sind richtig
E. Alle Aussagen sind richtig

9.08   9.1.2   Fragentyp D

Folgende tödliche Vergiftungen können besonders leicht mit einem plötzlichen Tod aus natürlicher Ursache ("Herztod") verwechselt werden:

1) Blausäurevergiftung
2) Knollenblätterpilzvergiftung
3) Barbituratvergiftung
4) CO_2-Vergiftung in Gärkellern
5) E 605-Vergiftung

Wählen Sie bitte die zutreffende Aussagenkombination.

A. Nur 1 ist richtig
B. Nur 1, 2 und 4 sind richtig
C. Nur 1, 2, 4 und 5 sind richtig
D. Nur 1, 4 und 5 sind richtig
E. Nur 1 und 5 sind richtig

9.09   9.1.2   Fragentyp A
        9.1.3

Die Symptome Erbrechen, Durchfall, Leibschmerzen sprechen besonders für folgende Vergiftung:

A. CO-Vergiftung
B. Schwermetallsalze
C. Basische Suchtmittel
D. Belladonna
E. Nitrit

9.10   9.1.3   Fragentyp A

Wann treten nach längerer Überlebenszeit 1 - 2 mm breite weißliche Querstreifen an den Finger- und Zehennägeln auf?

A. Nach akuter Bleivergiftung
B. Nach chronischer Bleivergiftung
C. Nach akuter Arsenvergiftung
D. Nach akuter Barbituratvergiftung
E. Nach akuter Quecksilbervergiftung

9.11   9.1.4   Fragentyp D

Welche der folgenden Vergiftungen machen sich bei der Obduktion durch einen charakteristischen Geruch bemerkbar?

1) E 605   4) Alkohol
2) Blausäure   5) Kalomel
3) CO

Wählen Sie bitte die zutreffende Aussagenkombination.

A. Nur 2 ist richtig
B. Nur 2 und 4 sind richtig
C. Nur 1, 2 und 4 sind richtig
D. Nur 1, 4 und 5 sind richtig
E. Alle Aussagen sind richtig

9.12　　　　　　　　9.1.4　　　　　　　　Fragentyp D

Sehr enge Pupillen unmittelbar nach dem Tod sprechen nicht gegen folgende akute Vergiftungen:

1) E 605
2) Dolantin
3) Opiate
4) Reserpin
5) Meprobamat

Wählen Sie bitte die zutreffende Aussagenkombination.

A. Nur 2 und 3 sind richtig
B. Nur 2, 4 und 5 sind richtig
C. Nur 1 und 5 sind richtig
D. Nur 1, 3, 4 und 5 sind richtig
E. Alle Aussagen sind richtig

9.13　　　　　　　　9.1.4　　　　　　　　Fragentyp A

Ausgedehnte flüssigkeitsgefüllte intradermale Blasen am Leichnam, besonders im Bereich von Aufliege- und Berührungsstellen, sprechen für folgende Todesursachen:

A. Gasbrand
B. Verbrennung
C. Barbiturat-Vergiftung
D. Allergischer Arzneimittelschock
E. Keine der genannten Möglichkeiten trifft zu.

9.14　　　　　　　　9.1.4　　　　　　　　Fragentyp A

Deutliche Nierenveränderungen bis zur Schrumpfniere findet man bei folgender Vergiftung:

A. Nach Seifenabort
B. Quecksilber(I)chlorid
C. Quecksilber(II)chlorid
D. Thallium(I)sulfat
E. Arsenik

9.15   9.1.4   Fragentyp C

Schlafmittel können noch nach Jahrzehnten in der Leiche nachgewiesen werden,

weil

sie auch durch Fäulniseinfluß nur langsam abgebaut werden.

9.16   9.1.4   Fragentyp B
9.17

Ordnen Sie bitte den in der Liste 1 genannten Aufgaben die in Liste 2 aufgeführten Mengen zu.

Liste 1   Liste 2

9.16 Zum qualitativen gezielten   A. 1 - 2 ml
     Arzneimittelnachweis in
     der Regel ausreichende   B. 5 - 8 ml
     Blutmengen   C. 10 - 12 ml

9.17 Zum exakten quantitativen   D. 20 - 30 ml
     ungezielten Arzneimittel-
     nachweis mindestens be-   E. 50 - 70 ml
     nötigte Blutmenge

9.18   9.1.4   Fragentyp C

Thallium und Cadmium sind ohne Aufbereitung quantitativ aus dem Mageninhalt nachweisbar,

weil

sich Thallium und Cadmium spektroskopisch erfassen lassen.

9.19   9.1.4   Fragentyp B
9.20

Ordnen Sie bitte den in Liste 1 angegebenen Aufgaben
die in Liste 2 angegebenen Verfahren zu.

Liste 1   Liste 2

9.19 Nachweis und Trennung   A. Wasserdampfdestil-
     unzersetzt verdampf-   lation
     barer Substanzen aus
     Organextrakten   B. Filtration

9.20 Isolierung flüchtiger   C. Gaschromatographie
     Gifte aus biolo-   D. Fällung bei unter-
     gischem Material   schiedlichem pH

                                 E. Polarographie

9.21   9.1.5   Fragentyp A

Eine 40jährige Frau verstirbt nach tonisch-klonischen
Krampfanfällen, nachdem Schweißausbruch, Speichelfluß
und Erbrechen einer bläulichen Flüssigkeit vorausge-
gangen waren. Gifte werden in der Wohnung nicht gefunden. Die wahrscheinliche Diagnose ist:

A. Tod im epileptischen Anfall

B. Pilocarpinvergiftung durch fremde Hand

C. Akute Alkoholintoxikation

D. E 605-Vergiftung durch fremde Hand

E. Akute Nicotinvergiftung

9.22   9.1.5   Fragentyp A

Ein 33jähriger Mann, der wegen Alkoholabusus in ärztlicher Behandlung steht, wohnt allein in einer Zwei-
zimmerwohnung (Erdgeschoß). Er klagt seit Wochen über
Erbrechen, Kopfschmerz und Benommenheit immer nur am
Morgen nach dem Erwachen. Die Beschwerden verlieren
sich regelmäßig im Laufe des Tages an der Arbeitsstelle.
Vier Wochen nach Beginn dieser Beschwerden wird der
Mann tot in seinem Bett aufgefunden. Der behandelnde
Arzt, dem diese Beschwerden bekannt waren, wird nach
der Todesursache gefragt. Die wahrscheinlichste Diagnose
ist:

A. Raumfordernder cerebraler Prozeß

B. Kreislaufinsuffizienz mit zu starkem Absinken des Blutdrucks im Schlaf und dadurch bedingte akute Coronarinsuffizienz

C. CO-Vergiftung nach Rohrbruch einer Leuchtgasleitung

D. Chronischer Alkoholmißbrauch mit kardialem Versagen

E. Schlafmittelbeimengung in alkoholische Getränke durch fremde Hand bei abendlichem gemeinsamen Alkoholkonsum

9.23　　　　　　　9.1.5　　　　　Fragentyp A

Eine 60jährige Frau, verheiratet, klagt über Übelkeit, Erbrechen und Leibschmerzen. Nach einigen Tagen Taubheit, Kribbeln und "Ameisenlaufen" in Fingern und Zehenspitzen verbunden mit Polyneuritis in Fuß- und Wadenbereichen. Etwa 14 Tage später Haarausfall am ganzen Körper. Nach Klinikeinlieferung und Behandlung rasche Besserung, nach Besuchstagen jeweils akute Verschlechterung. Die wahrscheinlichste Diagnose ist:

A. Allergie gegen ein kosmetisches Präparat, das auch an Besuchstagen in der Klinik benutzt wird

B. Polyneuritis alcoholica. An Besuchstagen offensichtlich heimliche Einschleusung von alkoholischen Getränken

C. Thalliumvergiftung durch fremde Hand

D. Cadmiumvergiftung durch unsachgemäße Lagerung von Speisen in cadmierten Eisenbehältern, die auch an Besuchstagen vom Ehemann mitgebracht wurden

E. HWS-Syndrom mit verstärkten Beschwerden an Besuchstagen wegen der damit verbundenen psychischen Belastung (Eheschwierigkeiten, Familienauseinandersetzungen)

10. Verkehrsmedizin

10.01	10.1	Fragentyp C

Personen, die nach Brillenkorrektur normale Sehfunktionen aufweisen, sind fahrtauglich,

weil

infolge der im Zusammenhang damit (im Führerschein) erteilten Auflagen die Verkehrssicherheit gewährleistet wird.

10.02	10.1	Fragentyp D

Fahrtauglichkeit bei Epileptikern kann erwogen werden, wenn nachfolgende Feststellungen oder Maßnahmen getroffen werden:

1) Keine epileptische Wesensänderung
2) Keine Epilepsiepotentiale im EEG
3) Sporadische Anfälle (nicht mehr als 2 pro Jahr)
4) Anfallsfreiheit über 3 Jahre
5) keine zentralnervöse Nebenwirkung bei anticonvulsiver Medikation

Wählen Sie bitte die zutreffende Aussagenkombination.

A. Nur 1, 3 und 5 sind richtig
B. Nur 1, 2 und 3 sind richtig
C. Nur 1, 2 und 5 sind richtig
D. Nur 1, 2, 4 und 5 sind richtig
E. Nur 2 und 5 sind richtig

10.03   10.1   Fragentyp D

Eine bedingte Tauglichkeit für Fahrerlaubnis Klasse 2 bei einem Diabetiker liegt bei regelmäßiger ärztlicher Kontrolle vor:

1) Bei fehlender Neigung zu schweren Stoffwechselentgleisungen
2) Bei nur geringen Dosen von Insulin
3) Bei allein ausreichender Diätbehandlung
4) Bei Behandlung mit schwächer wirkenden Sulfonylharnstoffderivaten
5) Bei ständigen Nüchtern-Blutzuckerwerten unter 130 mg%

Wählen Sie bitte die zutreffende Aussagenkombination.

A. Nur 1, 2 und 5 sind richtig
B. Nur 1, 3 und 5 sind richtig
C. Nur 1, 3, 4 und 5 sind richtig
D. Nur 3 ist richtig
E. Alle Aussagen sind richtig

10.04   10.1   Fragentyp D

Zum Führen von Kraftfahrzeugen aller Klassen ist ungeeignet, wer ständig folgende Blutdruckwerte aufweist:

1) Systolisch über 170
2) Systolisch über 160, diastolisch über 110
3) Diastolisch über 140
4) Amplitude unter 30
5) Systolisch über 170, diastolisch über 120

Wählen Sie bitte die zutreffende Aussagenkombination.

A. Nur 1 und 4 sind richtig
B. Nur 2 und 4 sind richtig
C. Nur 1, 4 und 5 sind richtig
D. Nur 3 ist richtig
E. Nur 3 und 4 sind richtig

10.05 10.3.1 Fragentyp C

Alkohol wird aus dem menschlichen Körper vorwiegend durch Verbrennung in der Leber eliminiert,

weil

nur dieses Organ ausreichende Mengen des für den Alkoholstoffwechsel notwendigen Ferments ADH besitzt.

10.06 10.3.1 Fragentyp D

Die Resorption von per os zugeführtem Alkohol

1) ist an eine spezifische Zelleistung des Dünndarms geknüpft
2) ist im gesamten Verdauungstrakt möglich
3) ist hinsichtlich ihrer Geschwindigkeit konzentrationsabhängig
4) ist hinsichtlich ihrer Geschwindigkeit konzentrationsunabhängig
5) wird im Regelfall von der Nahrungsfüllung des Magens beeinflußt

Wählen Sie bitte die zutreffende Aussagenkombination.

A. Nur 1 und 3 sind richtig
B. Nur 1, 3 und 5 sind richtig
C. Nur 2 und 3 sind richtig
D. Nur 2, 3 und 5 sind richtig
E. Nur 2, 4 und 5 sind richtig

10.07 10.3.2 Fragentyp C

Die quantitative Blutalkoholbestimmung aus der Atemluft ist für forensische Zwecke nicht geeignet,

weil

kein Verkehrsteilnehmer verpflichtet ist, aktiv an der Beweiserhebung mitzuwirken.

| 10.08 | 10.3.2 | Fragentyp B |
| 10.09 | | |

Ordnen Sie bitte den Liste 1 genannten Konzentrationsbereichen die in Liste 2 aufgeführten alkoholischen Getränke zu.

Liste 1

10.08 Getränke bis zu
8 Gew. % Alkohol

10.09 Getränke mit einem Alkoholgehalt zwischen 10 - 30 Gew. %

Liste 2

A. Vollbier
B. Wermutwein
C. Whisky
D. Rum
E. Obstschnäpse

| 10.10 | 10.3.2 | Fragentyp C |

Eine Blutalkoholkonzentration von 0,8‰ bedeutet rechtlich Fahruntüchtigkeit,

weil

bei einer solchen Blutalkoholkonzentration die Gefahr eines tödlichen Unfalls gegenüber Nüchternen 4 x größer ist.

| 10.11 | 10.3.2 | Fragentyp A |

Die wichtigste Beeinträchtigung der Fahruntüchtigkeit durch alkoholische Getränke bei einer BAK von etwa 0,5 - 1 ‰ ergibt sich aus:

A. Verlangsamung der Reaktionszeit

B. Verkürzung der Reaktionszeit bei erhöhter Fehlerquote

C. Koordinationsstörungen

D. Minderung der Kritikfähigkeit

E. Erhöhte Blendempfindlichkeit und Neigung zu Drehnystagmus

10.12   10.3.2   Fragentyp A

Eine rasche und sichere Differentialdiagnose zwischen einer Bewußtseinsstörung durch ein Schädelhirntrauma und infolge einer Alkoholvergiftung ist zu treffen durch

A. Blutalkoholbestimmung
B. Feststellung der Zeitdauer des Nystagmus
C. Röntgenaufnahme des Schädels
D. Echoenzephalographie
E. keine der genannten Möglichkeiten

10.13   10.3.3   Fragentyp C

Bei Blutentnahmen im polizeilichen Auftrag für die Blutalkoholbestimmung sollte die Einstichstelle mit Sublimat desinfiziert werden,

weil

durch Sublimat die Neubildung von Äthanol in der Blutprobe während der Lagerung und des Transports verhindert wird.

10.14   10.3.3   Fragentyp D

Blutentnahmen zu einer forensisch verwertbaren Alkoholbestimmung erfolgen an der Leiche am besten

1) aus dem Herzen
2) aus der Schenkelvene
3) aus der Cubitalvene
4) aus den Halsvenen

Wählen Sie bitte die zutreffende Aussagenkombination.

A. Nur 1 und 2 sind richtig
B. Nur 2 und 4 sind richtig
C. Nur 2, 3 und 4 sind richtig
D. Nur 2 ist richtig
E. Alle Aussagen sind richtig

10.15   10.3.3   Fragentyp D
         10.3.4

Eine Alkoholbestimmung aus Leichenblut ist forensisch verwertbar,

1) wenn zwischen Tod und Blutentnahme nicht mehr als 12 Std vergangen sind
2) wenn zwischen Tod und Blutentnahme nicht mehr als 24 Std vergangen sind
3) wenn die Blutentnahme aus einer Schenkelvene erfolgte
4) wenn die Leiche bei der Blutentnahme noch keinerlei Fäulniserscheinungen aufgewiesen hat
5) wenn durch gaschromatographische Untersuchung bakterielle Einflüsse auf die Blutprobe, die den Alkoholgehalt beeinflussen können, auszuschließen sind (Fehlen von sog. Gärungsalkoholen)

Wählen Sie bitte die zutreffende Aussagenkombination.

A. Nur 1, 3 und 4 sind richtig
B. Nur 2, 3 und 4 sind richtig
C. Nur 2, 3 und 5 sind richtig
D. Nur 3, 4 und 5 sind richtig
E. Nur 3 und 5 sind richtig

10.16   10.3.4   Fragentyp C

Das Widmark-Verfahren ist vom ADH-Verfahren ersetzt worden,

weil

das ADH-Verfahren nur für Äthylalkohol spezifisch ist.

10.17   10.3.5   Fragentyp A

Eine Ordnungswidrigkeit liegt beim Führen eines Kraftfahrzeugs vor bei mindestens

A. 0,5 ‰ BAK   D. 1,3 ‰ BAK
B. 0,6 ‰ BAK   E. 1,5 ‰ BAK
C. 0,8 ‰ BAK

10.18   10.3.5   Fragentyp C

Bei der Blutentnahme wegen Verdachts der Trunkenheit im Verkehr ist der blutentnehmende Arzt nach dem Gesetz verpflichtet, den Beschuldigten auf Trunkenheitssymptome zu untersuchen,

weil

das Fehlen oder Vorhandensein klinischer Trunkenheitszeichen bei der ärztlichen Untersuchung für ein späteres Gerichtsverfahren häufig von großer Bedeutung ist.

10.19   10.3.6   Fragentyp D

Nach Aufnahme von ca. 3 Tassen Bohnenkaffee und einer sich daran anschließenden langen Nachtfahrt entstehen Unfallgefahren in der Regel vor allem durch:

1) Gereiztheit
2) Euphorie
3) Aggressivität
4) Sehstörungen
5) Leistungsknick in der Spätphase

Wählen Sie bitte die zutreffende Aussagenkombination.

A. Nur 2 und 4 sind richtig
B. Nur 1 und 5 sind richtig
C. Nur 1, 3 und 5 sind richtig
D. Nur 2 und 5 sind richtig
E. Nur 4 ist richtig

10.20   10.3.6   Fragentyp A

Welche oral eingenommenen Medikamente können Farbfehlsehen und schon dadurch eine Beeinträchtigung der Fahrtüchtigkeit verursachen?

A. Atropinderivate
B. Hydantoin-Derivate
C. Digitalispräparate

D. Morphinderivate
E. Antihistaminica

10.21   10.3.6   Fragentyp A

Der Arzt muß den Patienten darauf hinweisen, daß er nach einer Kurznarkose mit Barbituraten ein Kraftfahrzeug frühestens führen darf

A. nach 1/2 Stunde
B. nach 2 Stunden
C. nach 8 Stunden
D. nach 24 Stunden
E. nach 36 Stunden

10.22   10.3.6   Fragentyp A

Eine Alkoholunverträglichkeit im Sinne einer Alkohol-Antabus-Reaktion kann sich vor allem ergeben in Kombination mit:

A. Pyrazolonderivaten
B. Antihistaminica
C. Barbituraten
D. Nebennierenrindenhormonen
E. Coffein

10.23   10.3.6   Fragentyp C

Die beste Nachweismöglichkeit für Arzneimittel bei Fragen nach Fahrtüchtigkeit ergibt sich durch Untersuchung des Urins,

weil

nur dabei ohne Eingriff in die körperliche Unversehrtheit genügend Untersuchungsmaterial gewonnen werden kann.

10.24	10.3.6	Fragentyp A

Welche Personengruppen sind in der BRD von der Abhängigkeit gegenüber Haschisch bzw. Marihuana und gegenüber Heroin am häufigsten betroffen?

A. Ärztliches Hilfspersonal
B. Ärzte
C. Berufsunabhängige Altersgruppen zwischen 30 und 40 Jahren
D. Berufsunabhängige Altersgruppen zwischen 15 und 25 Jahren
E. Künstler

10.25 10.28 10.26 10.27	10.3.6	Fragentyp B

Ordnen Sie den in Liste 1 angeführten Applikationsarten die in Liste 2 aufgeführten Suchtstoffe hinsichtlich ihrer häufigsten Anwendungsart zu.

<u>Liste 1</u>   <u>Liste 2</u>

10.25 Sniffing   A. Heroin
10.26 Injektion   B. Äthylalkohol
10.27 Peroral   C. LSD
10.28 Peroral   D. Äthyläther
                    E. Cocain

10.29	10.3.6	Fragentyp C

Heroin und alle Halluzinoge gehören zu den "harten Drogen",

<u>weil</u>

diese Suchtstoffe zu physischer und psychischer Abhängigkeit führen.

11. Forensische Psychopathologie

11.01	11.1.1	Fragentyp A

Dem Gesetzeswortlaut der §§ 20, 21 StGB nach hat sich der Gesetzgeber bei der Beurteilung der Schuldfähigkeit entschieden für die

A. sog. biologische,
B. sog. psychologische,
C. sog. gemischt biologisch-psychologische,
D. sog. normative,
E. sog. gemischt psychologisch-normative Methode

11.02	11.1.1	Fragentyp A

Schuldfähigkeit ist stets ausgeschlossen bei

A. krankhafter seelischer Störung
B. tiefgreifender Bewußtseinsstörung
C. schwerer seelischer Abartigkeit
D. Tätern unter 14 Jahren
E. allen unter A - D genannten Fällen

11.03	11.1.1	Fragentyp A

Bei folgender medizinischer Diagnose liegt grundsätzlich Schuldunfähigkeit (§ 20 StGB) vor:

A. Cerebralsklerose mit Verwirrtheitszuständen
B. Hirntrauma mit anerkannter MdE von 100 %
C. Schizophrenie mit Defektheilung
D. Chronischer Alkoholismus
E. Keine der unter A - D genannten Antworten ist richtig.

11.04	11.1.1	Fragentyp A

Die Diagnose akute Schizophrenie führt generell zu folgenden rechtlichen Konsequenzen:

A. Schuldunfähigkeit bei Straftaten (§ 20 StGB)
B. Zwangseinweisung nach dem Unterbringungsgesetz
C. Entmündigung wegen Geisteskrankheit
D. Aufhebung der Ehe wegen Geisteskrankheit
E. Keine der unter A - D genannten Möglichkeiten trifft zu.

11.05	11.1.1	Fragentyp A

Bestehen Zweifel an der geistigen Gesundheit eines Angeklagten der versucht hat, seine Ehefrau zu töten, so ist vom Strafrichter zu prüfen

A. ob Schuldunfähigkeit nach § 44 des Ehegesetzes besteht
B. ob die Voraussetzungen für eine Entmündigung vorliegen
C. ob er prozeßfähig ist
D. ob seine Zurechnungsfähigkeit (Schuldfähigkeit) eingeschränkt ist
E. ob er prozeßfähig und zurechnungsfähig ist

11.06	11.1.1	Fragentyp A

Welcher der folgenden psychopathologischen Zustände ist im § 20 StGB nicht aufgeführt?

A. Krankhafte seelische Störung
B. Tiefgreifende Bewußtseinsstörung
C. Trunksucht
D. Schwachsinn
E. Schwere seelische Abartigkeit

11.07	11.1.1	Fragentyp A

Eine sog. Rauschtat (rechtswidrige Tat bei Schuldunfähigkeit wegen Volltrunkenheit) liegt immer vor

A. bei Blutalkoholkonzentration von mehr als 3 ‰
B. wenn sich der Täter Mut angetrunken hat
C. bei nachgewiesener Alkoholkrankheit
D. beim pathologischen Rausch
E. Keine der unter A - D angegebenen Antworten trifft zu.

11.08	11.1.1	Fragentyp A

Begeht jemand im Zustand alkoholbedingter Schuldunfähigkeit eine rechtswidrige Tat (z.B. Körperverletzung), so wird er in jedem Falle

A. wegen dieser rechtswidrigen Tat (z.B. Körperverletzung) bestraft
B. freigesprochen
C. trotz Freispruchs in einer Entziehungsanstalt untergebracht
D. wegen Vollrausches (§ 330 a StGB) bestraft
E. Alle obigen Antworten sind falsch.

11.09	11.1.1	Fragentyp A

Im Verlauf seines Polterabends sticht der volltrunkene Bräutigam einen früheren Nebenbuhler nieder. Bei der Verurteilung aus § 330 a StGB wird ihm als Schuld angerechnet, daß er

A. zugestochen hat
B. bei Kenntnis seiner Eifersucht die Tat hätte voraussehen müssen
C. sich Mut angetrunken hat, um seinen Nebenbuhler niederzustechen
D. das Risiko eingegangen ist, im Vollrausch durch Verlust der Selbstkontrolle eine Straftat zu begehen
E. die enthemmende Wirkung des Alkohols nicht kannte

| 11.10 | 11.1.2 | Fragentyp D |

Verhandlungsfähigkeit

1) ist nur ein zivilrechtlicher Begriff
2) ist nur ein strafrechtlicher Begriff
3) setzt Geschäftsfähigkeit voraus
4) setzt "Freiheit der Willensentschließung und Willensbetätigung" voraus
5) kann nur durch Krankheit aufgehoben sein

Wählen Sie bitte die zutreffende Aussagenkombination.

A. Nur 1, 3 und 5 sind richtig
B. Nur 1, 3, 4 und 5 sind richtig
C. Nur 2, 3 und 5 sind richtig
D. Nur 4 ist richtig
E. Nur 2, 4 und 5 sind richtig

| 11.11 | 11.1.2 | Fragentyp A |

Verhandlungsunfähig ist ein Angeklagter, wenn er

A. nach einer Thrombophlebitis noch der Schonung bedarf
B. wegen eines Beinbruches bettlägerig ist
C. geistig der Verhandlung nicht zu folgen vermag
D. einen Herzinfarkt überstanden hat
E. eine ärztliche Arbeitsunfähigkeitsbescheinigung vorlegt

| 11.12 | 11.1.2 | Fragentyp A |

Grundsätzlich verhandlungsunfähig ist

A. der Taubstumme
B. der Geschäftsunfähige
C. der Imbecille
D. der akut Schizophrene
E. Keine der unter A - D genannten Möglichkeiten trifft zu.

11.13   11.1.3   Fragentyp D

Kinder zwischen 7 und 14 Jahren sind

1) stets strafunmündig
2) bedingt strafmündig
3) bedingt schuldfähig
4) beschränkt rechtsfähig
5) beschränkt geschäftsfähig

Wählen Sie bitte die zutreffende Aussagenkombination.

A. Nur 1 und 5 sind richtig
B. Nur 1, 4 und 5 sind richtig
C. Nur 2, 3 und 4 sind richtig
D. Nur 2, 4 und 5 sind richtig
E. Nur 2, 3, 4 und 5 sind richtig

11.14   11.1.3   Fragentyp A

Ein 15jähriger Dieb

A. kann wegen Schwachsinns beschränkt strafmündig sein
B. ist als beschränkt Geschäftsfähiger nur beschränkt strafmündig
C. ist beim Vorliegen einer Hebephrenie strafunmündig
D. kann deliktsbezogen strafunmündig sein
E. ist generell strafmündig

11.15   11.1.3   Fragentyp A

Ein heranwachsender Straftäter (vollendetes 18. - 21. Lebensjahr) muß als Jugendlicher beurteilt werden (§ 105 JGG), wenn

A. gegen ihn ein Entmündigungsverfahren eingeleitet wurde oder er schon entmündigt ist
B. er nur erheblich vermindert schuldfähig ist (§ 21 StGB)
C. seine sittliche und geistige Entwicklung noch derjenigen eines Jugendlichen gleichsteht oder es sich um eine typische Jugendverfehlung handelt
D. gegen ihn die Fürsorgeerziehung angeordnet ist
E. Keine der unter A - D genannten Möglichkeiten trifft zu.

11.16   11.1.3   Fragentyp D

Geschäftsfähigkeit

1) ist ein zivilrechtlicher Begriff
2) ist ein strafrechtlicher Begriff
3) setzt Volljährigkeit voraus
4) kann bei Entmündigung partiell gegeben sein
5) kann partiell aufgehoben sein

Wählen Sie bitte die zutreffende Aussagenkombination.

A. Nur 1 und 3 sind richtig
B. Nur 1, 4 und 5 sind richtig
C. Nur 1 und 4 sind richtig
D. Nur 2 und 3 sind richtig
E. Nur 2, 3 und 5 sind richtig

11.17   11.1.3   Fragentyp D

Die Deliktsfähigkeit eines Menschen kann eingeschränkt sein oder fehlen:

1) Durch Bewußtlosigkeit
2) Durch Aufnahme geistiger Getränke

3) Wegen jugendlichen Alters
4) Wegen Taubstummheit
5) Wegen psychischer Störungen

Wählen Sie bitte die zutreffende Aussagenkombination.

A. Nur 1 und 5 sind richtig
B. Nur 1, 2 und 5 sind richtig
C. Nur 2 und 5 sind richtig
D. Nur 2, 3 und 5 sind richtig
E. Alle Aussagen sind richtig

| 11.18 | 11.1.3 | Fragentyp B |
| 11.19 | | |

Ordnen Sie bitte den in Liste 1 genannten Rechtsbegriffen die in Liste 2 genannten Altersgruppen zu.

Liste 1   Liste 2

11.18 Bedingte Strafmündigkeit   A. Ab Geburt
11.19 Testierfähigkeit   B. 7 - 18
                                    C. 14 - 18
                                    D. Ab 16
                                    E. Ab 18

11.20	11.23	11.1.3	Fragentyp B
11.21			
11.22			

Ordnen Sie bitte jedem der in Liste 1 genannten Lebensalter den (die) entsprechenden Rechtsbegriff(e) zu.

Liste 1   Liste 2

11.20 16. Lebensjahr   A. Beginn der vollen Straf-
11.21 21. Lebensjahr   mündigkeit
11.22 21. Lebensjahr   B. Beginn der Testierfähigkeit
11.23 25. Lebensjahr   C. Beginn der vollen Geschäfts-
                             fähigkeit
                          D. Ende der Anwendungsmöglich-
                             keit des Jugendgerichts-
                             gesetzes
                          E. Mindestalter nach dem
                             Kastrationsgesetz

| 11.24 | 11.1.3 | Fragentyp A |

Ein Testament kann nicht errichten

A. der nur beschränkt Geschäftsfähige
B. der Entmündigte
C. der nicht Prozeßfähige
D. wer seine Vermögensangelegenheiten nicht richtig zu besorgen vermag
E. Alle Aussagen A - D sind zutreffend.

| 11.25 | 11.1.3 | Fragentyp A |

Eine Gebrechlichkeitspflegschaft kann neben anderen Voraussetzungen nur angeordnet werden, wenn der vorgesehene Pflegling

A. zwangsuntergebracht ist
B. auf sich allein gestellt ist
C. entmündigt ist
D. volljährig ist
E. Keine Antwort ist richtig

11.26   11.1.3   Fragentyp A

Einen zulässigen Antrag auf Entmündigung wegen Trunksucht kann stellen:

A. Der Ehegatte
B. Der Hausarzt
C. Der Amtsarzt
D. Der Staatsanwalt
E. Jede der genannten Personen

12. Forensische Sexualmedizin

12.01   12.1.1   Fragentyp C

Die Masturbation bei Jugendlichen ist in der Regel
nicht gesundheitsschädlich,

weil

die Masturbation dem Kennenlernen der eigenen sexuellen
Reaktionen dient.

12.02   12.1.1   Fragentyp C

Sexuelle Betätigungen bei Kindern kommen nur bei
Pubertas praecox vor,

weil

die Sexualempfindung abhängig ist von der Reifung des
Gehirns und des endokrinen Systems.

12.03   12.1.1   Fragentyp C

Die Libido kann im Alter auch bei erloschener Potentia
coeundi noch erhalten sein,

weil

die Libido zentralnervös bedingt und unabhängig ist von
den Reflexvorgängen, an die die Potenz geknüpft ist.

12.04   12.1.1   Fragentyp A

Als Perversion bezeichnet man

A. jede vom Durchschnittsverhalten abweichende heterosexuelle Betätigung

B. jede nicht heterosexuelle Betätigung
C. abnorme sexuelle Praktiken
D. echte Zwitterbildung
E. Situs inversus

12.05   12.1.1   Fragentyp A

Unter Pädophilie versteht man

A. eine Unterart der Homosexualität in der Form, daß sich Männern unreifen Knaben zuwenden
B. eine übersteigerte, sexuell getönte Mutterliebe zum Sohn
C. eine Unterart der Heterosexualität in der Form, daß sich Männer jungen unreifen Mädchen zuwenden
D. ganz allgemein die sexuelle Neigung von Erwachsenen zu Kindern
E. sexuelle Spiele der Kinder untereinander zu Beginn der Pubertät

12.06   12.1.1   Fragentyp C

Homosexuelle Handlungen werden bei beiden Geschlechtern stets bestraft,

weil

eine Gefährdung der Jugend durch homosexuelle Handlungen droht.

12.07 12.1.1 Fragentyp A

Unter Sadismus versteht man im strengen Sinne

A. jede Philosophie, die das Recht des Stärkeren betont
B. jedes lustvolle Zufügen von Schmerzen bei sexueller Betätigung
C. nur das lustvolle Zufügen von Schmerzen im heterosexuellen Verkehr
D. nur Handlungen, bei denen schmerzhafte Praktiken an die Stelle des Sexualaktes treten
E. das lustvolle Empfangen von Schmerzen bei sexueller Betätigung

12.08 12.1.1 Fragentyp A

Unter Exhibitionismus gemäß § 183 StGB versteht man

A. nur das Vorzeigen von Geschlechtsorganen auf öffentlichen Straßen
B. nur das lustbetonte Vorzeigen primärer Geschlechtsmerkmale
C. nur das lustbetonte Vorzeigen des männlichen Gliedes
D. nur eine Belästigung anderer Personen durch exhibitionistische Handlungen eines Mannes
E. nur das lustbetonte Vorzeigen von Geschlechtsmerkmalen der Frau

12.09 12.1.1 Fragentyp D

Als Fetischismus bezeichnet man den triebhaften Wunsch nach folgenden Gegenständen aus der Umgebung eines Sexualobjektes:

1) Kosmetikartikel
2) Kleidungsstücke
3) Haare
4) Schuhe
5) Schriftstücke

Wählen Sie bitte die zutreffende Aussagenkombination.

A. Nur 2 ist richtig
B. Nur 2 und 4 sind richtig
C. Nur 2, 3 und 4 sind richtig
D. Nur 1, 2, 3 und 4 sind richtig
E. Alle Aussagen sind richtig

12.10 12.1.1 Fragentyp A

Unter Nymphomanie versteht man

A. die Homosexualität der Frau
B. eine übermäßige, dranghafte heterosexuelle Betätigung der Frau
C. das zwanghafte Denken obszöner Inhalte
D. ein Koketterieverhalten ohne sexuelle Betätigung
E. die übermäßige autoerotische Betätigung der Frau

12.11 12.1.1 Fragentyp A

Geschlechtsumwandelnde Operationen bei Transsexuellen

A. führen auf Antrag des für den Betroffenen zuständigen Gerichts zur Änderung des Personenstandes
B. führen automatisch zur Änderung des Personenstandes
C. dürfen nur nach richterlicher Anordnung durchgeführt werden
D. sind zulässig
E. dürfen zur Vermeidung schwerster seelischer und körperlicher Schäden durchgeführt werden

12.12 12.1.1 Fragentyp C

Verführt ein 17jähriger einen 15jährigen zu sexuellen Handlungen, so ist dies strafbar,

weil

das Schutzalter bei Verführung Minderjähriger bei 16 Jahren liegt.

12.13	12.1.1	Fragentyp C

Wenn ein Ehemann seine Frau mit Gewalt zum Beischlaf zwingt, handelt es sich um Notzucht,

weil

der gesetzliche Tatbestand der Notzucht dann erfüllt ist, wenn eine Frau durch Gewalt oder Drohung mit gegenwärtiger Gefahr für Leib oder Leben zum Beischlaf genötigt wird.

12.14	12.1.1	Fragentyp D

Als Inzest gemäß § 173 StGB wird bezeichnet:

1) Sexuelle Handlungen zwischen Verwandten 1. Grades
2) Sexuelle Handlungen zwischen Verwandten bis zu 2. Grades
3) Der Beischlaf zwischen Großvater und Enkelin
4) Der Beischlaf zwischen Bruder und Schwester
5) Der Beischlaf zwischen Onkel und Nichte

Wählen Sie bitte die zutreffende Aussagenkombination.

A. Nur 1 ist richtig
B. Nur 2 ist richtig
C. Nur 4 ist richtig
D. Nur 3 und 4 sind richtig
E. Alle Aussagen sind richtig

12.15	12.1.2	Fragentyp C

Bei Vorliegen einer Impotentia coeundi liegt immer eine Impotentia generandi vor,

weil

eine Vereinigung der Sexualorgane Voraussetzung der Zeugung ist.

12.16   12.1.2   Fragentyp C

Eine Ejaculatio praecox ist in der Regel organisch bedingt,

weil

bei Ejaculatio praecox eine Schädigung des Reflexbogens im Sacralmark besteht.

12.17   12.1.2   Fragentyp A

Vaginismus ist

A. ein krankhaft übersteigerter Sexualtrieb der Frau
B. ein Muskelspasmus im Genitalbereich der Frau beim Versuch des Geschlechtsverkehrs
C. jede Entzündung der Vaginalschleimhaut
D. eine Entzündung der Vaginalschleimhaut durch häufigen Geschlechtsverkehr
E. keine dieser Möglichkeiten

13. Ärztliche Rechts- und Berufskunde

a) Ausübung der Heilkunde

13.01	13.1	Fragentyp D

"Ausübung der Heilkunde" ist

1) ein nach der Bundesärzteordnung definierter Begriff
2) ein nach dem Heilpraktikergesetz definierter Begriff
3) nur dem Arzt uneingeschränkt erlaubt
4) soweit sie geburtshilfliche Tätigkeit betrifft, Ärzten vorbehalten
5) von Ärzten nur zulässig, wenn diese nach Erteilung der Approbation die Berufsausübung nicht länger als 10 Jahre unterbrochen haben

Wählen Sie bitte die zutreffende Aussagenkombination.

A. Nur 1 und 3 sind richtig
B. Nur 2 und 3 sind richtig
C. Nur 1, 2, 3 und 4 sind richtig
D. Nur 1, 3, 4 und 5 sind richtig
E. Nur 3, 4 und 5 sind richtig

13.02	13.1.1	Fragentyp C

"Ausübung der Heilkunde" als Arzt setzt die Approbation voraus,

weil

die heilkundliche Tätigkeit des Heilpraktikers nur mit Einschränkungen zulässig ist.

13.03   13.1.1   Fragentyp A

Die Approbation wird erteilt durch

A. Bundesbehörde
B. Landesbehörde im Auftrag des Bundes
C. Bundesärztekammer
D. zuständige Landesärztekammer
E. keine der obigen Institutionen

13,04   13.1.2   Fragentyp A

Welche Aussage trifft nicht zu? Voraussetzung für die Erteilung der Approbation ist in der Regel, daß

A. der Antragsteller eine Geburtsurkunde vorlegt
B. der Antragsteller ein amtliches Führungszeugnis vorlegt
C. ein Bedarf an Ärzten von der Bundesärztekammer offiziell festgestellt wurde
D. der Antragsteller nicht wegen eines körperlichen Gebrechens zur Ausübung des ärztlichen Berufes unfähig ist
E. der Antragsteller die ärztliche Prüfung bestanden hat

13.05   13.1.1   Fragentyp D

Die "Ärztliche Approbation" kann zurückgenommen werden, wenn

1) die Voraussetzungen für ihre Erteilung nicht gegeben waren
2) sich herausstellt, daß der Bewerber im Zeitpunkt der Erteilung der Approbation zur Ausübung des ärztlichen Berufs unwürdig war
3) der Arzt die bürgerlichen Ehrenrechte nicht besitzt
4) der Arzt wegen eines körperlichen Gebrechens oder wegen Schwäche der geistigen oder körperlichen Kräfte oder wegen einer Sucht zur Ausübung des ärztlichen Berufs unfähig oder ungeeignet ist
5) dem Arzt strafgerichtlich Berufsverbot erteilt wurde

Wählen Sie bitte die zutreffende Aussagenkombination.

A. Nur 1 und 3 sind richtig
B. Nur 1, 2 und 3 sind richtig
C. Nur 2 und 4 sind richtig
D. Nur 4 und 5 sind richtig
E. Alle Aussagen sind richtig

13.06   13.1.1   Fragentyp A

Die ärztliche Approbation kann nur zurückgenommen werden von

A. dem Berufsgericht
B. der Landesärztekammer
C. der Bundesärztekammer
D. einem Strafgericht
E. der zuständigen Verwaltungsbehörde

13.07   13.1.2   Fragentyp D

Berufsgerichte können folgende Strafen verhängen:

1) Geldstrafen
2) Rügen

3) Aberkennung des Wahlrechts zur Ärztekammer
4) Berufsverbot
5) Feststellung der Berufsunwürdigkeit

Wählen Sie bitte die zutreffende Aussagenkombination.

A. Nur 1 und 2 sind richtig
B. Nur 1, 2 und 3 sind richtig
C. Nur 2 und 3 sind richtig
D. Nur 1, 2, 3 und 5 sind richtig
E. Alle Aussagen sind richtig

13.08   13.1.2   Fragentyp D

Ärztliche Berufsgerichte sind Institutionen, die

1) der Überwachung ärztlicher Maßnahmen dienen
2) für die Ahndung von Verstößen gegen die ärztliche Berufsordnung zuständig sind
3) bei strafrechtlichen Verfehlungen von Ärzten, die im Zusammenhang mit der beruflichen Tätigkeit stehen, anstelle der Strafgerichte treten
4) nur in Verbindung mit Strafgerichten tätig werden können
5) sich ausschließlich mit beruflichen Verfehlungen von Ärzten befassen können

Wählen Sie bitte die zutreffende Aussagenkombination.

A. Nur 1 und 2 sind richtig
B. Nur 2 ist richtig
C. Nur 1, 2 und 3 sind richtig
D. Nur 2 und 5 sind richtig
E. Alle Aussagen sind richtig

13.09   13.1   Fragentyp A

In den Berufsordnungen finden sich keine Bestimmungen
über

A. den ärztlichen Kunstfehler
B. die Aufbewahrung von Krankenpapieren
C. das ärztliche Honorar
D. die Ausstellung von Gutachten und Zeugnissen
E. das Verhältnis von Arzt und Nichtarzt

13.10   13.1   Fragentyp D

Die Bundesärzteordnung

1) regelt die ärztlichen Berufspflichten
2) regelt die Voraussetzungen für Erteilung und
   Widerruf der ärztlichen Bestallung (Approbation)
3) regelt Zuständigkeit und Aufgaben der Bundesärztekammer
4) regelt Zuständigkeit und Aufgaben der ärztlichen
   Berufsgerichte
5) ist nur für Ärzte mit deutscher Staatsangehörigkeit
   verbindlich

Wählen Sie bitte die zutreffende Aussagenkombination.

A. Nur 1 ist richtig
B. Nur 2 ist richtig
C. Nur 1 und 2 sind richtig
D. Nur 1, 2 und 3 sind richtig
E. Alle Aussagen sind richtig

13.11   13.1   Fragentyp D

Die Niederlassung als Arzt setzt voraus, daß

1) die ärztliche Approbation ordnungsgemäß erteilt
   wurde
2) die zuständige Ärztekammer die Genehmigung erteilt
   hat

3) eine Eintragung ins Arztregister erfolgt ist
4) eine mindestens 1 1/2jährige Tätigkeit als Assistent an einer Klinik oder als Vertreter eines niedergelassenen Arztes nachgewiesen wird
5) Die Teilnahme an einem Einführungslehrgang in die ärztliche Tätigkeit nachgewiesen wird

Wählen Sie bitte die zutreffende Aussagenkombination.

A. Nur 1 ist richtig
B. Nur 1 und 2 sind richtig
C. Nur 1, 3 und 4 sind richtig
D. Nur 3 und 5 sind richtig
E. Nur 1, 3, 4 und 5 sind richtig

13.12 13.1.3 Fragentyp A

Unter "Kurierfreiheit" versteht man

A. freie Arztwahl
B. freie Wahl der Behandlungsmethode
C. Heilbehandlung ohne Berücksichtigung der Regeln der ärztlichen Kunst
D. Ausübung der Heilkunde von Nicht-Ärzten
E. Ausübung der Heilkunde ohne Erlaubnis

13.13   13.1.3   Fragentyp D

"Heilpraktiker"

1) bedürfen einer staatlich geregelten Ausbildung
2) dürfen die Bezeichnung "Psychotherapie" führen
3) dürfen Geschlechtskrankheiten nur in Ausnahmefällen mit Genehmigung des Amtsarztes behandeln
4) dürfen andere ansteckende Krankheiten behandeln, es sei denn, daß ihnen der Amtsarzt dies untersagt
5) dürfen stark wirkende Arzneimittel nur in dringenden Ausnahmefällen verschreiben oder beziehen

Wählen Sie bitte die zutreffende Aussagenkombination.

A. Nur 1 ist richtig
B. Nur 1, 2 und 4 sind richtig
C. Nur 1, 2, 4 und 5 sind richtig
D. Nur 2 und 4 sind richtig
E. Nur 2, 4 und 5 sind richtig

13.14   13.1   Fragentyp A
              13.1.3

Mit der Erlaubnis entsprechend dem Heilpraktikergesetz ist dem Heilpraktiker gestattet

A. Geschlechtskrankheiten nach Meldung beim Gesundheitsamt zu behandeln
B. mit einem Arzt zusammenzuarbeiten
C. Pockenschutzimpfungen durchzuführen
D. geburtshilfliche Handlungen vorzunehmen
E. stark wirkende Mittel - wie z.B. Insulin - zu verschreiben und zu beziehen

13.15   13.1.4   Fragentyp A

Der Arzt darf eine Behandlung nicht ablehnen, wenn

A. er überlastet ist
B. der Patient seine Anordnungen nicht befolgt
C. eine Zwangsbehandlung gerichtlich angeordnet ist

D. der Patient eine bestimmte Behandlung wünscht

E. Keine der unter A - D genannten Aussagen trifft zu.

13.16   13.1.5   Fragentyp D

Der Arzt-Patient-Vertrag

1) kommt stillschweigend zustande
2) bedarf im Regelfall der schriftlichen Form
3) umfaßt Untersuchung, Diagnose und Therapie
4) verpflichtet den Arzt auch zur Ausstellung von Attesten, wenn der Patient dies wünscht
5) verpflichtet den Patienten zur Abwendung eines Mitverschuldens bei Schadensentstehung zur gewissenhaften Befolgung der ärztlichen Anordnungen

Wählen Sie bitte die zutreffende Aussagenkombination.

A. Nur 1, 3 und 4 sind richtig

B. Nur 1, 3 und 5 sind richtig

C. Nur 1, 3, 4 und 5 sind richtig

D. Nur 2, 3 und 5 sind richtig

E. Nur 2, 3, 4 und 5 sind richtig

13.17   13.1.5   Fragentyp A

Welche Aussage trifft nicht zu? Der Arzt verpflichtet sich durch den üblichen Behandlungsvertrag zu

A. gewissenhafter Untersuchung

B. sorgfältiger Behandlung

C. unbedingter Heilung

D. Vermeidung möglicher Schäden durch fahrlässiges Handeln

E. Haftung für seine Erfüllungsgehilfen

13.18   13.1.5   Fragentyp A

In der Regel entspricht der Typ des privatrechtlichen
Vertrages beim Arzt-Patient-Vertrag einem

A. Geschäftsbesorgungsvertrag
B. Werkvertrag
C. Dienstvertrag
D. Wekvertrag höherer Art
E. Vertrag zugunsten Dritter

13.19   13.1.5   Fragentyp A

Welche Aussage trifft nicht zu? Durch den Arzt-Patient-
Vertrag hat der Patient uneingeschränkten Anspruch auf

A. gewissenhafte Untersuchung
B. sorgfältige Behandlung nach den Regeln der ärzt-
   lichen Kunst
C. Aufklärung über Diagnose und Behandlung
D. Aufzeichnungen über Befunde und therapeutische
   Maßnahmen
E. Herausgabe von Röntgenaufnahmen

13.20   13.1.5   Fragentyp C

Ein Honoraranspruch des Arztes besteht im Rahmen des
Arzt-Patient-Vertrages unabhängig vom Erfolg,

weil

der Arzt-Patient-Vertrag im allgemeinen ein Dienstvertrag im Sinne des bürgerlichen Rechts ist.

13.21   13.1.5   Fragentyp A

Im Rahmen des Arzt-Patient-Vertrages handelt der Arzt
nur dann fahrlässig,

A. wenn er grob fahrlässig handelt
B. wenn er die eigenübliche Sorgfalt außer acht läßt

C. wenn er nicht mit der im Verkehr erforderlichen
   Sorgfalt handelt
D. wenn er nicht entsprechend den letzten Erkenntnissen
   der Wissenschaft handelt
E. wenn er nicht mit der ihm nach seinen persönlichen
   Kenntnissen und Fähigkeiten zumutbaren Sorgfalt
   handelt

13.22   13.1.5   Fragentyp C

Der Arzt-Patient-Vertrag verpflichtet den Patienten
zur Leistung des Honorars auch dann, wenn Heilung
nicht eingetreten ist,

weil

Heilung beim Dienstvertrag nicht garantiert wird.

13.23   13.1.6   Fragentyp C

Der Arzt ist bei Unglücksfällen nicht in jedem Falle
zur Hilfeleistung verpflichtet,

weil

nach dem Strafrecht eine Hilfeleistungspflicht beispielsweise dann nicht besteht, wenn daraus eine erhebliche eigene Gefahr erwächst.

13.24   13.1.6   Fragentyp A

Der Arzt kann nicht wegen unterlassener Hilfeleistung
bestraft werden, wenn er notwendige Hilfe ablehnt,
weil

A. er als nächsterreichbarer Arzt mit dem Auto 30 km
   hätte fahren müssen
B. die Hilfeleistung ihm wegen Verletzung anderer
   wichtiger Pflichten nicht zumutbar ist
C. der Patient die bisher bei ihm für notwendig erachteten Therapievorschläge nicht beachtete
D. sonst für einen dringenden Transport ins Krankenhaus sein Wagen nicht zur Verfügung steht
E. die Hilfeleistung einen erheblichen Zeitverlust
   für andere Patienten mit sich bringen würde

13.25   13.1.6   Fragentyp C

Der Arzt darf bei einem Unglücksfall "wegen anderer
wichtiger Pflichten" denen er während der Sprechstunde
nachkommen muß, eine unmittelbar notwendige Hilfeleistung verweigern

weil

die Möglichkeit besteht, daß einem im Wartezimmer befindlichen Patienten durch Verschlimmerung seines
Leidens Schaden entsteht.

13.26   13.1.6   Fragentyp C

Bei einem nach Suicidversuch bewußtlosen Patienten
besteht nach herrschender Meinung für den Arzt Hilfeleistungspflicht,

weil

die durch einen Suicidversuch herbeigeführte Gefahrenlage einem Unglücksfall entspricht und das Nichteingreifen als "unterlassene Hilfeleistung" aufgefaßt
werden könnte.

b) Der ärztliche Eingriff

13.27 13.2.1 Fragentyp D

Ein ärztlicher Heileingriff ist nach dem geltenden Strafrecht Körperverletzung. Er ist jedoch gerechtfertigt, wenn u.a. folgende Bedingungen erfüllt sind:

1) Medizinische Indikation
2) Einwilligung des einwilligungsfähigen Patienten
3) Durchführung nach den Regeln der dem Arzt auferlegten Sorgfaltspflicht
4) Bei schweren Eingriffen und einwilligungsfähigem Patienten: Einverständnis der nächsten Angehörigen
5) Bei Kindern Einverständnis der Sorgeberechtigten

Wählen Sie bitte die zutreffende Aussagenkombination.

A. Nur 1 und 3 sind richtig
B. Nur 1, 2 und 3 sind richtig
C. Nur 1, 3 und 5 sind richtig
D. Nur 1, 2, 3 und 5 sind richtig
E. Alle Aussagen sind richtig

13.28   13.2.1   Fragentyp D
         13.2.3

Der ärztliche Eingriff

1) ist tatbestandsmäßig Körperverletzung

2) ist tatbestandsmäßig eine gefährliche Körperverletzung, wenn mittels eines Skalpells der Bauchraum operativ eröffnet wird

3) bedarf bei einer Röntgendiagnostik nicht der Einwilligung

4) ist nur bei Verstoß gegen die guten Sitten rechtswidrig

5) ist bei unter Pflegschaft stehenden Erwachsenen ohne Einwilligung des bestellten Pflegers stets rechtswidrig

Wählen Sie bitte die zutreffende Aussagenkombination.

A. Nur 1 ist richtig

B. Nur 1 und 3 sind richtig

C. Nur 1, 2 und 4 sind richtig

D. Nur 1, 2, 4 und 5 sind richtig

E. Alle Aussagen sind richtig

13.29   13.2.1   Fragentyp C

Bei einem Behandlungsfehler macht sich der Arzt in jedem Falle wegen Körperverletzung strafbar,

weil

jede fehlerhafte Behandlung Körperverletzung im strafrechtlichen Sinne ist.

13.30   13.2.2   Fragentyp C

Die Einwilligung des Ehemannes in die Sterilisation seiner anläßlich eines anderen Eingriffs (z.B. Kaiserschnitt) in Narkose befindlichen Frau beseitigt nicht die Strafbarkeit des Arztes,

weil

nur der Patient persönlich, wenn er geistig gesund und
volljährig ist, die Einwilligung in einen ärztlichen
Eingriff geben kann.

13.31   13.2.2   Fragentyp C

Eine Sterilisation erfordert aus strafrechtlichen
Gründen bei einem verheirateten Patienten auch das
Einverständnis des Ehepartners,

weil

bei verheirateten Personen ein schwerwiegender Eingriff
immer das Einverständnis des Ehepartners erforderlich
macht.

13.32   13.2.2   Fragentyp A

Die Einwilligung zu einem ärztlichen Heileingriff

A. kann mündlich dem behandelnden Arzt gegenüber
   erfolgen
B. muß mündlich vor zwei Ärzten erklärt werden
C. kann mündlich auch vor nichtärztlichen Zeugen
   (Sekretärin, Schwester) erklärt werden
D. muß schriftlich erteilt werden
E. muß mündlich gegenüber einer nicht an dem Eingriff
   beteiligten Person erklärt werden

13.33   13.2.2   Fragentyp C

Bei dringender vitaler Indikation kann der Arzt bei
einem einwilligungsunfähigen Patienten einen operativen
Eingriff ohne Einwilligung vornehmen,

weil

bei dringender vitaler Indikation eine Aufklärung des
Patienten über etwaige Folgen und Komplikationen
weniger eingehend zu sein braucht.

| 13.34 | 13.2.2 | Fragentyp A |

Wenn die Eltern eines nicht einwilligungsfähigen Patienten die Einwilligung zu einer notwendigen Bluttransfusion verweigern, hat der Arzt - wenn die erforderliche Zeit vorhanden ist -

A. das Gesundheitsamt zu benachrichtigen und dessen Entscheidung zu folgen
B. die Ärztekammer zu benachrichtigen und deren Entscheidung zu folgen
C. das Vormundschaftsgericht zu benachrichtigen und dessen Entscheidung zu folgen
D. die Transfusion zu unterlassen
E. nach eigenem Ermessen zu entscheiden

| 13.35 | 13.2.2 | Fragentyp D |

Die Rechtfertigung des ärztlichen Heileingriffes setzt voraus

1) die Einwilligung des einsichtsfähigen Patienten
2) daß der Patient volljährig ist
3) daß der Eingriff medizinisch indiziert ist
4) daß der Eingriff kunstgerecht durchgeführt wird
5) daß die Einwilligung nicht gegen die guten Sitten verstößt

Wählen Sie bitte die zutreffende Aussagenkombination.

A. Nur 1 und 2 sind richtig
B. Nur 1, 2 und 3 sind richtig
C. Nur 1, 3 und 4 sind richtig
D. Nur 1, 3, 4 und 5 sind richtig
E. Alle Aussagen sind richtig

| 13.36 | 13.2.2 | Fragentyp D |

Wenn die rechtswirksame Einwilligung zum ärztlichen Eingriff einem bestimmten Oberarzt der Klinik gegenüber erteilt wurde, so darf der Eingriff ohne weitergehende Ermächtigung durch den Patienten vorgenommen werden

1) nur von diesem Oberarzt
2) von jedem Arzt dieser Klinik mit vergleichbaren Kenntnissen und Fähigkeiten
3) vom Chefarzt
4) von jedem Facharzt der Klinik im Auftrag des Oberarztes
5) von jedem klinikangehörigen Arzt

Wählen Sie bitte die zutreffende Aussagenkombination.

A. Nur 1 ist richtig
B. Nur 1 und 3 sind richtig
C. Nur 1, 3 und 4 sind richtig
D. Nur 1, 2, 3 und 4 sind richtig
E. Alle Aussagen sind richtig

13.37   13.2.3   Fragentyp D

Der Umfang der Aufklärung ist abhängig

1) von der Dringlichkeit des Eingriffes
2) von der Schwere des Eingriffes
3) vom Wunsch des Patienten
4) vom Bildungsgrad des Patienten
5) vom Lebensalter des Patienten

Wählen Sie bitte die zutreffende Aussagenkombination.

A. Nur 1 ist richtig
B. Nur 3 ist richtig
C. Nur 3 und 4 sind richtig
D. Nur 1, 3 und 5 sind richtig
E. Alle Aussagen sind richtig

13.38   13.2.3   Fragentyp C

Der Arzt ist vor jedem Eingriff verpflichtet, den Patienten über alle Komplikationen mit einer Häufigkeit von mehr als 3 % aufzuklären,

weil

die Aufklärung die Voraussetzung dafür ist, daß der Patient rechtswirksam in den Eingriff einwilligen kann.

13.39   13.2.3   Fragentyp A

Welche Aussage trifft nicht zu? Zu den Sorgfaltspflichten des Arztes gehört,

A. die Verträglichkeit von Medikamenten laufend zu überprüfen
B. den Patienten schonungslos über Diagnose und Therapie aufzuklären
C. sich beruflich fortzubilden
D. Schädigungen des Patienten nach Möglichkeit zu vermeiden
E. das ärztliche Hilfspersonal zu überwachen

13.40   13.2.1   Fragentyp A
        13.2.2
        13.2.3

Wenn eine medizinische Indikation zu einem Heileingriff gegeben ist, dann ist

A. eine Einwilligung des Patienten nicht mehr erforderlich
B. die Rechtswirksamkeit der Einwilligung nicht mehr zu prüfen
C. eine Aufklärung des Patienten nicht mehr erforderlich
D. die Frage der Sittenwidrigkeit des Eingriffes nicht mehr zu prüfen
E. tatbestandsmäßig Körperverletzung nicht mehr gegeben

13.41   13.2.4   Fragentyp A

Welche Aussage trifft nicht zu? Ein Eingriff in die körperliche Unversehrtheit eines Beschuldigten ohne dessen Einwilligung setzt nach der Strafprozeßordnung voraus,

A. daß der Eingriff von einem approbierten Arzt durchgeführt wird
B. daß der Eingriff nach den Regeln der ärztlichen Kunst erfolgt
C. daß kein Nachteil für die Gesundheit zu befürchten ist
D. daß die Anordnung durch einen Richter bzw. bei Gefahr im Verzuge durch die Staatsanwaltschaft oder deren Hilfsbeamten erfolgt
E. daß bei dem Eingriff keine Gewalt angewendet wird

13.42   13.2.4   Fragentyp D

Eine körperliche Untersuchung im Strafverfahren

1) ist ohne Einwilligung nur bei dem Beschuldigten zulässig
2) ist ohne Einwilligung auch bei anderen Personen zulässig
3) darf nur von einem Arzt bzw. Ärztin vorgenommen werden
4) darf bei einer Frau nur von einer Ärztin vorgenommen werden
5) muß nach den Regeln der ärztlichen Kunst vorgenommen werden

Wählen Sie bitte die zutreffende Aussagenkombination.

A. Nur 1 und 3 sind richtig
B. Nur 1, 3 und 4 sind richtig
C. Nur 2, 3 und 5 sind richtig
D. Nur 1, 3, 4 und 5 sind richtig
E. Alle Aussagen sind richtig

13.43	13.2.4	Fragentyp C

Ein körperlicher Eingriff ohne Einwilligung und bei Widerstand des Betroffenen ist stets unzulässig,

weil

das Grundgesetz jedem Staatsbürger das Recht auf körperliche Unversehrtheit sichert.

13.44	13.2.4	Fragentyp C

Von der Polizei vorgeführten Personen muß der dazu aufgeforderte Amtsarzt eine Blutprobe zur Alkoholbestimmung entnehmen,

weil

der Arzt auch den Hilfsbeamten der Staatsanwaltschaft auf deren Ersuchen zu dieser Hilfeleistung verpflichtet ist.

c) Zwangsunterbringung

13.45	13.2.5	Fragentyp D

Die Zwangsunterbringung in einem psychiatrischen Krankenhaus setzt voraus

1) eine Psychose
2) eine mit Strafe bedrohte Handlung
3) Zurechnungsunfähigkeit (Schuldunfähigkeit) oder erheblich verminderte Zurechnungsfähigkeit
4) daß die Unterbringung ärztlich indiziert ist
5) daß die öffentliche Sicherheit die Unterbringung erfordert

Wählen Sie bitte die zutreffende Aussagenkombination.

Die Unterbringung ist nur bei Vorliegen

A. von 1, 2 und 3 zulässig

B. von 1 und 4 zulässig

C. von 2, 3 und 4 zulässig

D. von 1 und 5 zulässig

E. von 2, 3 und 5 zulässig

13.46　　　　　　13.2.5　　　　　　Fragentyp A

Wenn ein Depressiver Suicid zu begehen droht und er zwangsweise in einem psychiatrischen Krankenhaus untergebracht werden muß, so richtet sich die Einweisung nach

A. der Strafprozeßordnung (Vorschriften für einstweilige Unterbringung bei Verdacht einer Straftat im Zustand der Zurechnungsunfähigkeit)

B. nach der Zivilprozeßordnung (Unterbringung zur Beobachtung im Entmündigungsverfahren)

C. dem Strafgesetzbuch (Unterbringung in einem psychiatrischen Krankenhaus durch Strafurteil)

D. dem jeweiligen Landesunterbringungsgesetz

E. dem Bundessozialhilfegesetz

13.47　　　　　　13.2.5　　　　　　Fragentyp A

Die Unterbringung des vermindert oder nicht schuldfähigen Straftäters in einem psychiatrischen Krankenhaus (gem. § 63 StGB) setzt voraus, daß

A. eine Geisteskrankheit vorliegt

B. Behandlungsbedürftigkeit in einem psychiatrischen Krankenhaus besteht

C. die begangenen Straftaten gefährlich waren

D. die Gefahr zukünftiger Gefährdung der Allgemeinheit durch erhebliche rechtswidrige Taten besteht

E. Keine der unter A - D genannten Aussagen trifft zu.

13.48   13.2.5   Fragentyp D

Die Unterbringung in einer Entziehungsanstalt wegen Trunksucht setzt voraus

1) Volljährigkeit
2) alkoholbedingte Einschränkung oder Aufhebung der Schuldfähigkeit
3) Hang zum Alkoholmißbrauch
4) Zusammenhang zwischen diesem Hang und der Straftat
5) Erfolgsaussichten der Entziehungskur

Wählen Sie bitte die zutreffende Aussagenkombination.

A. Nur 1, 2 und 3 sind richtig
B. Nur 2, 3 und 4 sind richtig
C. Nur 3, 4 und 5 sind richtig
D. Nur 1, 3 und 5 sind richtig
E. Nur 2, 3 und 5 sind richtig

d) Insemination

13.49   13.2.6   Fragentyp D

Bei erfolgreicher heterologer Insemination könnte bei Weigerung evtl. zur Zahlung von Unterhalt für das Kind verurteilt werden:

1) Der Ehemann der Mutter
2) Der Samenspender
3) Der Arzt, der die heterologe Insemination vorgenommen hat
4) Die Eltern des Samenspenders
5) Die Mutter

Wählen Sie bitte die zutreffende Aussagenkombination.

A. Nur 1 und 5 sind richtig
B. Nur 2 und 4 sind richtig
C. Nur 2, 3 und 4 sind richtig
D. Nur 2, 3 und 5 sind richtig
E. Alle Aussagen sind richtig

13.50   13.2.6   Fragentyp C

Die homologe Insemination hat bei rechtsgültiger Einwilligung beider Ehegatten auch strafrechtlich keine Konsequenzen,

weil

die Insemination rechtlich keiner Körperverletzung entspricht.

e) Sterilisation und Kastration

13.51   13.2.7   Fragentyp C

Bei fehlender medizinischer Indikation ist die Sterilisation mit Einwilligung des Patienten kein Verstoß gegen die guten Sitten,

weil

Wunsch und Einwilligung des Patienten die beim Heileingriff gesetzte Körperverletzung rechtfertigen.

13.52		13.2.7 (Ergänzung)		Fragentyp A

Kastration

A. ist bei schweren Sittlichkeitsdelikten auch gegen den Willen des Delinquenten zulässig, wenn die öffentliche Sicherheit es erfordert und das Gericht die Kastration anordnet
B. ist ohne weiteres auf Wunsch des Delinquenten zulässig, wenn er strafrechtlich voll verantwortlich ist und sich für die Kastration entscheidet, um der Sicherungsverwahrung zu entgehen
C. ist zulässig, wenn das Gericht die Sicherungsverwahrung anordnet mit der Maßgabe, diese Anordnung zu widerrufen, wenn der Delinquent in die Kastration einwilligt
D. ist bei schwerwiegenden Krankheiten, seelischen Störungen oder Leiden, die mit einem abnormen Geschlechtstrieb zusammenhängen, unter gesetzlich besonders geregelten Voraussetzungen zulässig
E. ist nicht zulässig, da sie mit der Würde des Menschen nach dem Grundgesetz nicht vereinbar ist; sie ist auch bei Einwilligung des Delinquenten als Körperverletzung strafbar, da der Eingriff trotz der Einwilligung sittenwidrig ist

f) Ärztliche Haftpflicht

13.53		13.3.1		Fragentyp A

Der ärztliche Kunstfehler ist als Begriff definiert

A. im Strafrecht
B. im bürgerlichen Recht
C. in der Bundesärzteordnung
D. in der Berufsordnung der deutschen Ärzte
E. Keine der unter A - D genannten Aussagen trifft zu.

13.54	13.3.1	Fragentyp C

Eine Verantwortlichkeit des Arztes für die Tätigkeit eines mit ihm zusammenarbeitenden, nicht weisungsgebundenen Kollegen besteht in der Regel nicht,

weil

der mitarbeitende Arzt für die Beachtung der erforderlichen Sorgfalt selbst voll verantwortlich ist.

13.55	13.1.3	Fragentyp C

Bei einem Behandlungsfehler muß der Arzt in jedem Falle Schadensersatz leisten,

weil

die fahrlässige Körperverletzung einen Schadensersatzanspruch des Geschädigten begründet.

13.56	13.3.1	Fragentyp A

Welche Aussage trifft nicht zu? Eine Verletzung der Sorgfaltspflicht liegt vor, wenn

A. der Arzt die Behandlung eines Patienten übernimmt, obwohl ihm die für die Feststellung der Krankheit erforderlichen diagnostischen Möglichkeiten fehlen
B. der Arzt die Behandlung eines Patienten übernimmt, obwohl ihm die hierfür notwendigen apparativen Möglichkeiten fehlen
C. der Arzt die erforderliche Aufklärung unterläßt
D. die Behandlung trotz gewissenhaften Handelns des Arztes zu einem Mißerfolg führt
E. der Arzt einer Krankenschwester Verordnungen diktiert und sich darauf verläßt, daß die Schwester richtig mitgeschrieben hat

13.57   13.3.2   Fragentyp A

Die zivilrechtliche Haftung des Arztes bei fahrlässigem Handeln ergibt sich aus

A. dem Bürgerlichen Gesetzbuch (BGB)
B. der Zivilprozeßordnung (ZPO)
C. dem ärztlichen Berufsrecht
D. dem Arzt-Patient-Vertrag
E. dem Versicherungsvertragsgesetz (VVG)

13.58   13.3.3   Fragentyp C

Im Haftpflichtprozeß obliegt der Beweis für die Kausalität zwischen ärztlichem Behandlungsfehler und Folgeschaden nicht in allen Fällen dem geschädigten Patienten,

weil

bei ganz typischen Folgen eines Behandlungsfehlers der verklagte Arzt beweisen muß, daß der Schaden auch bei fehlerfreier Behandlung entstanden wäre (Beweislastumkehr).

13.59   13.3.4   Fragentyp A

Zur Vermeidung späterer Beweisschwierigkeiten ist im Hinblick auf die Rechtmäßigkeit eines ärztlichen Eingriffs folgendes Vorgehen sinnvoll und am ehesten zu praktizieren:

A. Die mündliche Erklärung des Patienten, daß er aufgeklärt wurde und in den Eingriff einwilligt
B. Die Unterschrift des Patienten unter eine vorgedruckte generelle Erklärung über Aufklärung und Einwilligung
C. Mündliche Aufklärung durch den Arzt in Anwesenheit eines Zeugen und eine anschließende kurze Niederschrift über Art und Umfang der Aufklärung und über die erfolgte Einwilligung, die auch vom Zeugen mitunterzeichnet wird

D. Zuziehung des Ehegatten oder nächsten Angehörigen des Patienten bei dem Vorgehen nach Ziffer C

E. Aufforderung des Patienten, die mündlich erteilte Aufklärung schriftlich aus dem Gedächtnis auszuarbeiten und sodann die Einwilligung in den geplanten Eingriff schriftlich zu erklären

13.60   13.3.5   Fragentyp D

Im strafrechtlichen Sinne handelt ein Arzt fahrlässig, wenn er u.a.

1) die Sorgfalt, zu welcher er nach den Umständen und nach seinen persönlichen Fähigkeiten und Kenntnissen verpflichtet ist, außer acht läßt

2) zur Beachtung der in Ziffer 1 genannten Sorgfalt auch imstande ist

3) den "Erfolg" hätte voraussehen können

4) einen "Erfolg" zwar vorausgesehen hat, aber darauf vertraut hat, daß er nicht eintreten werde

5) die Voraussicht des tatsächlichen eingetretenen "Erfolgs" zumutbar gewesen wäre

Wählen Sie bitte die zutreffende Aussagenkombination.

A. Nur 1 ist richtig

B. Nur 1 und 3 sind richtig

C. Nur 1, 2 und 3 sind richtig

D. Nur 1, 2, 3 und 5 sind richtig

E. Alle Aussagen sind richtig

13.61	13.3.5	Fragentyp D

"Fahrlässigkeit des Arztes" liegt immer dann vor,

1) wenn der Arzt nicht nach den anerkannten Regeln der ärztlichen Kunst handelt
2) wenn dem Arzt bei der Behandlung ein Fehler unterläuft
3) wenn er die fehlerhafte Behandlung eines anderen Kollegen erkennt und diesen nicht darauf hinweist
4) wenn er seine Hilfskräfte nicht überwacht und dadurch ein Schaden entsteht
5) wenn er die richtige Ausführung eines Rezeptes durch den Apotheker beim nächsten Krankenbesuch nicht kontrolliert

Wählen Sie bitte die zutreffende Aussagenkombination.

A. Nur 1 ist richtig

B. Nur 1, 2 und 4 sind richtig

C. Nur 4 ist richtig

D. Nur 1, 2, 4 und 5 sind richtig

E. Alle Aussagen sind richtig

13.62	13.3.5	Fragentyp C

Zivilrechtlich handelt der Arzt dann fahrlässig, wenn er "die im Verkehr erforderliche Sorgfalt außer acht läßt",

weil

im Zivilrecht das die Folgen herbeiführende schädigende Ereignis nach "der allgemeinen Lebenserfahrung" hierfür auch geeignet sein muß.

g) Arzt-Patient-Vertrag

13.63 13.4.1 Fragentyp A

Vertragspartner des Arztes ist

A. in allen Fällen allein der Patient

B. stets nur die Versicherung bzw. die öffentliche Krankenkasse des Patienten

C. stets Patient und Versicherung bzw. öffentliche Krankenkasse

D. bei Kassenpatienten lediglich die Krankenkasse

E. bei Privatpatienten allein dessen private Versicherung

13.64 13.4.2 Fragentyp A

Überbringt der Patient die ihm vom behandelnden Arzt entnommene Blutprobe dem Laborarzt,

A. so kommt es stets zu einem Arzt-Patient-Vertrag mit dem Laborarzt

B. so kommt es zu einem besonderen Vertragsverhältnis zwischen Patient und Laborarzt

C. so ist der Patient lediglich Stellvertreter

D. so ist der Patient lediglich Bote

E. Keine dieser Möglichkeiten trifft zu.

13.65 13.4.2 Fragentyp C

Wird auf ärztliche Veranlassung eine Oberschenkelprothese für den Patienten angefertigt, kommt auch ein Werkvertrag zustande,

weil

der Patient bei einer Behandlung Anspruch auf Erfolg hat.

13.66 13.4.3 Fragentyp A

Die vom Radiologen angefertigten Röntgenbilder sind privatrechtlich nach herrschender Meinung

A. Eigentum des Patienten

B. Eigentum des Patienten, nur wenn er die Filme bezahlt hat

C. Eigentum des Radiologen

D. Eigentum des Radiologen mit uneingeschränkter Übereignungspflicht auf Wunsch des Patienten

E. Eigentum des Patienten mit Verwahrungsvertrag zugunsten des Radiologen

13.67 13.4.3 Fragentyp A

Aus dem Arzt-Patient-Vertrag ergibt sich eine Herausgabepflicht von Röntgenbildern an einen anderen Arzt nur, wenn

A. die zuständige Krankenkasse dies anordnet

B. ein Strafgericht dies anordnet

C. die Ärztekammer dies anordnet

D. ein Verwaltungsgericht dies anordnet

E. dies im Interesse des Patienten erforderlich ist

13.68 13.4.3 Fragentyp C

Wird der Arzt eines "Kunstfehlers" bezichtigt, so muß er dem Gericht die Krankenakten zur Verfügung stellen,

weil

der Patient nur mittels der Krankenakten der ihm auferlegten Beweislast nachkommen kann.

h) Klinische Prüfungen und wissenschaftliche Versuche am Menschen

13.69   13.5.1   Fragentyp C

Wissenschaftliche Versuche am Menschen sind unzulässig, wenn auch nur ganz entfernt Lebensgefahr besteht,

weil

eine Einwilligung in einen wissenschaftlichen Versuch die Rechtswidrigkeit nicht beseitigt, wenn die Gefahr eines tödlichen Verlaufs gegeben ist.

13.70   13.5.1   Fragentyp A

Mit einem Eingriff verbundene wissenschaftliche Versuche sind ohne Einwilligung des Patienten erlaubt, wenn

A. der Versuch wissenschaftlich unbedingt erforderlich ist

B. kein wesentlicher Schaden für den Patienten zu besorgen ist

C. kein wie immer gearteter Schaden zu befürchten ist

D. mit dem Versuch für den Patienten keine Schmerzen verbunden sind

E. Keine dieser Annahmen trifft zu.

13.71   13.5.1   Fragentyp D

Ein wissenschaftlicher Versuch mit einer gesunden Versuchsperson ist nur zulässig,

1) wenn eine uneingeschränkte Aufklärung erfolgt
2) wenn die Versuchsperson für die Teilnahme ausreichend entschädigt wird
3) wenn der Versuch bzw. Eingriff nicht sittenwidrig ist
4) wenn durch Tierversuche allein keine für den Menschen verwertbaren Ergebnisse erzielbar sind
5) wenn nur eine leichte Körperverletzung zu erwarten ist

Wählen Sie bitte die zutreffende Aussagenkombination.

A. Nur 1 ist richtig
B. Nur 1, 2, 3 und 5 sind richtig
C. Nur 1, 3 und 5 sind richtig
D. Nur 1, 3, 4 und 5 sind richtig
E. Nur 1 und 5 sind richtig

13.72   13.5.1   Fragentyp C

Bei einer klinischen Prüfung hat der Patient Anspruch auf eine besonders weitgehende Aufklärung,

weil

dem ärztlichen Prüfungsleiter eine erhöhte Sorgfaltspflicht auferlegt ist.

i) Gutachten

13.73   13.6.1   Fragentyp D

Ein ärztliches Gutachten muß außer der genauen Kennzeichnung der Sache (Name, Aktenzeichen etc.) folgenden Aufbau haben:

1) Die Angabe der Frage, die durch das Gutachten beantwortet werden soll

2) Die kurze-Darstellung der Vorgeschichte
3) Die Angabe aller für die Beurteilung notwendigen Befunde
4) Die kritische Beurteilung aller wesentlichen Fakten im Hinblick auf die Fragestellung
5) Angabe der Literaturquellen

Wählen Sie bitte die zutreffende Aussagenkombination.

A. Ein ärztliches Gutachten ist formal an keinen bestimmten Aufbau gebunden
B. Der unter 1 - 5 angegebene Aufbau muß bei jedem Gutachten gewahrt sein
C. Der unter 1 - 5 angegebene Aufbau ist nur bei gerichtlichen Gutachten erforderlich
D. Für Versicherungen sind stets Gutachtenformulare zu verwenden
E. Nur in Sozialversicherungsfällen sind Gutachtenformulare zu verwenden

13.74   13.6.1   Fragentyp D

Ein ärztliches Attest

1) ist definitionsgemäß eine ärztliche Bescheinigung über den Gesundheitszustand eines Patienten
2) darf nur von einem approbierten Arzt ausgestellt werden
3) darf nur zum Gebrauch bei einer Behörde oder einer Versicherungsgesellschaft ausgestellt werden
4) darf für eine Behörde in eiligen Fällen allein aufgrund der glaubwürdigen Angaben des Patienten ausgestellt werden
5) verliert nach 3 Monaten seine Gültigkeit

Wählen Sie bitte die zutreffende Aussagenkombination.

A. Nur 1 und 2 sind richtig
B. Nur 1, 2 und 3 sind richtig
C. Nur 2 und 3 sind richtig
D. Nur 2, 3 und 4 sind richtig
E. Alle Aussagen sind richtig

13.75   13.6.1   Fragentyp A

Für einen Kausalzusammenhang zwischen Unfall und Tod
wird die gutachterliche Bewertung "wahrscheinlich"
üblicherweise angewendet,

A. wenn der Kausalzusammenhang nicht sicher erwiesen
   ist
B. wenn der Kausalzusammenhang wahr erscheint
C. wenn der Kausalzusammenhang nicht zweifelhaft ist
D. wenn mehr Gründe für als gegen den Kausalzusammenhang sprechen
E. wenn sich die für und gegen den Kausalzusammenhang sprechenden Gründe die Waage halten

13.76   13.6.1   Fragentyp A

Der Begriff "an Sicherheit grenzende Wahrscheinlichkeit"

A. bedeutet, daß ein bestimmter Sachverhalt eindeutig
   erwiesen ist
B. bedeutet, daß ein sehr hoher Grad von Wahrscheinlichkeit für einen bestimmten Sachverhalt spricht
C. bedeutet, daß das Vorliegen eines gegenteiligen
   Sachverhalts zwar nicht absolut ausgeschlossen ist,
   daß aber ein so hoher Grad von Wahrscheinlichkeit
   vorliegt, wie er bei möglichst erschöpfender und
   gewissenhafter Anwendung der vorhandenen Erkenntnismittel zu erreichen ist
D. bedeutet, daß ein Wahrscheinlichkeitsgrad von
   mindestens 99 % erreicht ist
E. darf vom Gutachter nicht verwendet werden, weil es
   sich ausschließlich um eine Beweiswürdigung handelt

13.77   13.6.1   Fragentyp C

Der Begriff "an Sicherheit grenzende Wahrscheinlichkeit"
darf zur Bewertung einer gutachtlichen Aussage nicht
angewendet werden, wenn auch ein gegenteiliger Geschehensablauf theoretisch möglich ist,

weil

"an Sicherheit grenzende Wahrscheinlichkeit" der höchste Wahrscheinlichkeitsgrad ist, der die Annahme eines gegenteiligen Geschehensablaufs absolut ausschließt.

13.78 13.6.1 Fragentyp D

Die mündliche Erstattung eines falschen Gutachtens vor Gericht kann folgende rechtliche Konsequenzen haben:

1) Berufsgerichtliche Maßnahmen
2) Ein Verfahren wegen Schadensersatzes
3) Ein Verfahren wegen uneidlicher Falschaussage
4) Ein Verfahren wegen fahrlässigen Falscheids
5) Ein Verfahren wegen Meineids

Wählen Sie bitte die zutreffende Aussagenkombination.

A. Nur 1 ist richtig
B. Nur 1 und 5 sind richtig
C. Nur 1, 3 und 5 sind richtig
D. Nur 3, 4 und 5 sind richtig
E. Alle Aussagen sind richtig

13.79 13.6.1 Fragentyp A

Die Ausstellung eines falschen Attests über den Gesundheitszustand einer Person wider besseres Wissen ist nach § 278 StGB (Ausstellen unrichtiger Gesundheitszeugnisse)

A. in jedem Falle strafbar
B. nur dann strafbar, wenn sie von einem Arzt erfolgt
C. nur dann strafbar, wenn sie von einem Arzt oder einer anderen Medizinalperson zum Gebrauch bei einer Behörde oder Versicherungsgesellschaft erfolgt
D. bereits dann strafbar, wenn der Zeitpunkt der Untersuchung falsch angegeben ist
E. Keine der unter A - D angegebenen Möglichkeiten trifft zu.

| 13.80 | 13.6.1 | Fragentyp B |
| 13.81 | | |

Welche in Liste 1 angegebenen Definitionen gelten in den in Liste 2 aufgeführten Rechtsgebieten?

Liste 1

13.80 Fahrlässig handelt, wer die im Verkehr erforderliche Sorgfalt außer acht läßt

13.81 Fahrlässig handelt, wer die ihm nach den Umständen und seinen Fähigkeiten zumutbare Sorgfalt außer acht läßt

Liste 2

A. Nur Zivilrecht
B. Nur Strafrecht
C. Nur Sozialrecht
D. Zivil- und Sozialrecht
E. Straf- und Sozialrecht

| 13.82 | 13.6.1 | Fragentyp C |

Ein Arzt ist grundsätzlich zur Erstattung eines gerichtlichen Gutachtens über einen medizinischen Sachverhalt verpflichtet,

weil

die Straf- und Zivilprozeßordnungen entsprechende Vorschriften über die Sachverständigentätigkeit vor Gericht enthalten.

| 13.83 | 13.6.1 | Fragentyp C |

Ein Arzt kann die Erstattung eines gerichtlichen Gutachtens trotz entsprechender prozessualer Vorschriften verweigern, wenn er - ohne Entbindung von der Schweigepflicht - berufliche Geheimnisse über einen seiner Patienten preisgeben müßte,

weil

die Verschwiegenheitspflicht des Arztes gegenüber der prozessualen Verpflichtung zur Gutachtenerstattung das höherwertige Rechtsgut ist.

j) Schweigepflicht

13.84	13.7.1	Fragentyp A
	13.7.3	

Das strafprozessuale Schweigerecht besteht für den Arzt nicht mehr, wenn

A. das Gericht die Aussage anordnet
B. der Arzt eine sorgfältige Rechtsgüterabwägung vorgenommen hat
C. die Ärztekammer den Arzt von der Schweigepflicht entbunden hat
D. der Dienstvorgesetzte den Arzt von der Schweigepflicht entbunden hat
E. der Geheimnisherr den Arzt von der Schweigepflicht entbunden hat

13.85	13.7.2	Fragentyp C

Ohne Entbindung von der Schweigepflicht ist auch bei der medizinischen Fallerörterung unter Kollegen alles Persönliche (medizinisch nicht Relevante) über den Patienten wegzulassen,

weil

ein Geheimnisbruch auch unter Schweigepflichtigen möglich und strafbar ist.

13.86	13.7.1	Fragentyp A
	13.7.3	

Der Arzt darf mit Angehörigen des Patienten über dessen Krankheit sprechen,

A. nur wenn der Patient ausdrücklich eingewilligt hat
B. immer wenn der Patient minderjährig ist
C. nur wenn die Angehörigen ohnehin schon in groben Zügen über die Krankheit Bescheid wissen
D. nur wenn er damit nicht ein Geheimnis des Patienten preisgibt
E. wenn er damit nicht ein Geheimnis des Patienten preisgibt oder wenn andere wichtigere Pflichten dies gebieten

13.87	13.7.1	Fragentyp A
	13.7.4	

Die Schweigepflicht des Arztes besteht grundsätzlich nicht

A. gegenüber dem Ehepartner des Patienten
B. gegenüber einem Gericht
C. gegenüber dem Sozialversicherungsträger
D. gegenüber dem privaten Versicherungsträger
E. Keine der unter A - D genannten Aussagen treffen zu.

13.88	13.7.1	
	13.7.4	Fragentyp C

Der Arbeitgeber hat auch ohne Einwilligung des Arbeitnehmers ein Recht darauf, den bei einer Einstellungsuntersuchung erhobenen Befund zu erfahren,

weil

der Arbeitgeber entscheiden muß, ob der Arbeitnehmer aus gesundheitlichen Gründen zu einer bestimmten Tätigkeit geeignet ist oder nicht.

13.89	13.7.1	Fragentyp D

Der Arzt kann sich wegen Geheimnisbruchs (§ 203 StGB) strafbar machen, wenn er mit der Behandlung zusammenhängende Befunde weitergibt

1) an die für den Patienten zuständige Krankenschwester
2) an den mit dem Fall betrauten Facharzt
3) an seinen privaten Nachbarn, der Arzt in einer anderen Stadt ist
4) ohne Einverständnis des Patienten an die Angehörigen
5) an den für den Patienten zuständigen Pfarrer

Wählen Sie bitte die zutreffende Aussagenkombination.

A. Nur 2, 3 und 5 sind richtig
B. Nur 3, 4 und 5 sind richtig
C. Nur 1 und 4 sind richtig

D. Nur 4 ist richtig

E. Nur 4 und 5 sind richtig

13.90   13.7.1   Fragentyp C

Nach dem Tod des Patienten besteht die ärztliche Schweigepflicht nicht mehr,

weil

das Persönlichkeitsrecht mit dem Tod erloschen ist.

13.91   13.7.3   Fragentyp A

Der Arzt kann von der Schweigepflicht entbunden werden

A. von einem Strafgericht
B. von einem Zivilgericht
C. nach dem Tode des Patienten vom Alleinerben
D. nach dem Tode des Patienten von den nächsten Angehörigen
E. Keine der unter A - D gemachten Aussagen trifft zu.

13.92   13.7.1   Fragentyp D
         13.7.4

Die Mitteilung eines ärztlichen Befundes wird nicht als Verstoß gegen die Schweigepflicht (nach § 203 StGB) bestraft,

1) wenn eine gesetzliche Pflicht zur Offenbarung besteht
2) wenn ein Richter in dienstlicher Funktion zur Mitteilung auffordert
3) wenn der Patient verstorben ist
4) wenn ohne die Mitteilung ein höherwertiges Rechtsgut ernsthaft gefährdet ist
5) wenn der Ehepartner eingewilligt hat

Wählen Sie bitte die zutreffende Aussagenkombination.

A. Nur 1, 3 und 5 sind richtig
B. Nur 1 und 2 sind richtig
C. Nur 1, 2 und 4 sind richtig
D. Nur 1 und 4 sind richtig
E. Alle Aussagen sind richtig

13.93   13.7.4   Fragentyp A

Welche Aussage trifft nicht zu? Eine gesetzliche Verpflichtung zum Durchbrechen der Schweigepflicht besteht für den Arzt u.a.

A. nach dem Bundesseuchengesetz
B. nach dem Personenstandsgesetz
C. nach dem Geschlechtskrankengesetz
D. nach der Bundesärzteordnung
E. nach dem Strafgesetzbuch (§§ 138, 139)

13.94   13.7.1   Fragentyp A

Welche Aussage ist nicht richtig? Folgende Personen unterliegen der Schweigepflicht nach § 203 StGB:

A. Der Arzt
B. Der Zahnarzt
C. Der Tierarzt
D. Die Krankenschwester
E. Der Heilpraktiker

13.95 13.7.4 Fragentyp A

Welche Aussage trifft nicht zu? Geplante Verbrechen müssen nach dem Strafrecht grundsätzlich der Behörde oder dem Bedrohten mitgeteilt werden, wenn es sich handelt um

A. Mord
B. Totschlag
C. Menschenraub
D. Abtreibung im Wiederholungsfall
E. Menschenhandel

13.96 13.7.4 Fragentyp A

Gesichtspunkte der Güterabwägung können einen Arzt rechtfertigen, eine an sich unter die Schweigepflicht fallende Mitteilung zu machen,

A. wenn ein anderes Rechtsgut gefährdet ist
B. wenn ein anderes Rechtsgut ohne die Mitteilung des Arztes verletzt werden würde
C. wenn ein höherwertiges Rechtsgut tangiert sein könnte
D. wenn ein höherwertiges Rechtsgut ernsthaft gefährdet wäre und die Gefährdung auf andere Weise nicht zu beseitigen ist
E. Keine der unter A - D genannten Aussagen treffen zu.

13.97 13.7.4 Fragentyp A

Eine Pflicht zur Durchbrechung der Schweigepflicht besteht für den behandelnden Arzt bei

A. Schuß- und Stichverletzungen
B. Abtreibung mit Todesfolge
C. Tod an Virusgrippe
D. vollendeten vorsätzlichen Tötungsdelikten
E. Tod an Sepsis

14. Versicherungsmedizin

14.01	14.1	Fragentyp C

Bei der Sozialversicherung handelt es sich um eine staatliche Versorgungseinrichtung,

<u>weil</u>

die Leistungen der Sozialversicherung aus dem Steuereinkommen des Staates bezahlt werden.

14.02	14.2	Fragentyp C

Träger der sozialen Krankenversicherung sind die kassenärztlichen Vereinigungen,

<u>weil</u>

die kassenärztlichen Vereinigungen die Sicherstellung der kassenärztlichen Versorgung der Bevölkerung übernommen haben.

14.03   14.2   Fragentyp D

Zur Sozialversicherung gehören folgende Versicherungszweige:

1) Krankenversicherung
2) Unfallversicherung
3) Rentenversicherung
4) Berufshaftpflichtversicherung
5) Arbeitslosenversicherung

Wählen Sie bitte die zutreffende Aussagenkombination.

A. Nur 1 und 3 sind richtig
B. Nur 1, 2 und 3 sind richtig
C. Nur 1, 2, 3 und 4 sind richtig
D. Nur 1, 2, 3 und 5 sind richtig
E. Alle Aussagen sind richtig

14.04   14.2   Fragentyp D

Zu den Regelleistungen der sozialen Krankenversicherung gehören

1) Maßnahmen zur Früherkennung von Krankheiten
2) Krankenhilfe
3) Wochenhilfe
4) Familienhilfe
5) Sterbegeld

Wählen Sie bitte die zutreffende Aussagenkombination.

A. Nur 2 ist richtig
B. Nur 1 und 2 sind richtig
C. Nur 1, 2 und 4 sind richtig
D. Nur 1, 2, 3 und 4 sind richtig
E. Alle Aussagen sind richtig

14.05　　　　　　　　14.1　　　　　　　Fragentyp C

Der Kassenpatient (RVO) hat unter allen niedergelassenen Ärzten freie Arzt-Wahl,

weil

nach der RVO die Honorarforderungen jedes Arztes an den Patienten über die kassenärztliche Vereinigung an die Kasse gerichtet wird.

14.06　　　　　　　　14.1　　　　　　　Fragentyp C

Die rechtlichen Beziehungen zwischen den Kassen der RVO und den Kassenärzten werden u.a. durch die Reichsversicherungsordnung festgelegt,

weil

die Reichsversicherungsordnung gesetzliche Grundlage der sozialen Krankenversicherung ist.

14.07　　　　　　　　14.2　　　　　　　Fragentyp D

Zu den Aufgaben der gesetzlichen Unfallversicherung gehört:

1) Verhütung von Arbeitsunfällen
2) Wiederherstellung der Erwerbsfähigkeit
3) Erleichterung der Verletzungsfolgen
4) Leistungen von Geld an die Hinterbliebenen
5) Arbeits- und Berufsförderung nach dem Arbeitsunfall

Wählen Sie bitte die zutreffende Aussagenkombination.

A. Nur 3 ist richtig
B. Nur 2 und 3 sind richtig
C. Nur 1, 2, 3 und 5 sind richtig
D. Nur 2, 3, 4 und 5 sind richtig
E. Alle Aussagen sind richtig

14.08	14.2	Fragentyp A

In welchem Zweig der Versicherungsmedizin sind Fragen des ursächlichen Zusammenhangs vor allem von Bedeutung?

A. Krankenversicherung
B. Unfallversicherung
C. Rentenversicherung
D. Bei allen vorgenannten Versicherungen
E. Bei keiner dieser Versicherungen

14.09	14.2	Fragentyp A

Welches ist das Bezugssystem bei der Ermittlung der Berufsunfähigkeit?

A. Die individuelle Erwerbsfähigkeit der Versicherten
B. Die durchschnittliche Erwerbsfähigkeit aller Versicherten
C. Die Erwerbsfähigkeit eines vergleichbaren Versicherten
D. Die Erwerbsfähigkeit nach Umschulung
E. Keines dieser Bezugssysteme

14.10	14.2	Fragentyp A

Welches Bezugssystem wird zur Ermittlung des Körperschadens bei der Festsetzung der Minderung der Erwerbsfähigkeit in der Unfallversicherung zugrunde gelegt?

A. Die Erwerbsfähigkeit eines vergleichbaren Beschäftigten (Alter, Berufsausbildung u.a.)
B. Der Rentenversicherungsindex aller Versicherten
C. Die individuelle Erwerbsfähigkeit vor dem Unfall
D. Die nicht mögliche Einstufung in einen anderen adäquaten Berufszweig
E. Keines dieser Bezugssysteme

| 14.11 | 14.2.2 | Fragentyp C |

Der Kassenpatient ist im Rahmen der Unfallversicherung nach der RVO zur Duldung einer ärztlichen Behandlung dann verpflichtet, wenn diese zumutbar ist,

weil

der Kassenpatient bei der Weigerung einer ärztlichen Behandlung den Anspruch auf Versicherungsleistungen verlieren kann.

| 14.12 | 14.2.1
14.2.3 | Fragentyp C |

Bei akuter Coronarinsuffizienz im Schwimmbad und anschließendem Ertrinken handelt es sich privat-versicherungsrechtlich nicht um einen entschädigungspflichtigen Unfall,

weil

damit kein plötzliches von außen kommendes Geschehen auf den Körper einwirkt.

| 14.13 | 14.2.1
14.2.3 | Fragentyp A |

Wann kann ein natürliches Organleiden auf einen Arbeitsunfall zurückgehen?

A. Wenn es durch den Unfall offenbar wird

B. Wenn die Dekompensation bei verschiedener Tätigkeit auftritt

C. Wenn eine Magenperforation (Ulcus) bei einem beruflichen Kaffeeverkoster während der Arbeitsleistung auftritt

D. Wenn es durch den Unfall richtungsweisend verschlimmert wird

E. Nur wenn das Leiden generell während einer Schichtarbeit plötzlich infolge physischer Belastung eintritt

14.14 14.2.3 Fragentyp C

In der privaten Unfallversicherung ist die Versicherung dann von der Leistungspflicht befreit, wenn ein Kraftfahrer infolge Alkoholbeeinflussung einen Unfall verursacht,

weil

versicherungsrechtlich bereits zur Fahruntüchtigkeit ausreichende Alkoholisierung als Geistes- oder Bewußtseinsstörung aufzufassen ist.

Antwortenschlüssel

Die angegebenen Seitenzahlen beziehen sich auf das Buch:
Schwerd, W. (Hrsg.): Kurzgefaßtes Lehrbuch der Rechtsmedizin. Köln 3. Aufl. Deutscher Ärzteverlag 1979.

1. Forensische Thanatologie

a) Tod

1.01 D "Klinischer Tod" ist als Herz- und Atemstillstand definiert. Er ist prinzipiell reversibel (s.S. 199).
1.02 A Entscheidend ist das Adverb "dauernd" bei Aussage A. Bei B - D kann es sich um vorübergehende Funktionsausfälle handeln (s.S. 200).
1.03 A Das Fehlen von hirnelektrischer Aktivität ist nur einer unter mehreren Faktoren, die zur Feststellung des Hirntods heranzuziehen sind. Dem EEG-Befund allein kann keine ausschlaggebende Bedeutung für die Todesfeststellung beigemessen werden, weil Fälle bekannt geworden sind, bei denen noch nach sehr langer Zeit wieder Aktionsströme des Gehirns auftraten (s.S. 200).
1.04 C Mit dem Eintritt des Todes erschlafft zunächst die gesamte Muskulatur. Damit verschwindet der prämortale mimische Ausdruck (s.S. 203).
1.05 C (s.S. 199).
1.06 C Beim sog. Scheintod besteht eine hochgradige Einschränkung der Lebensfunktionen. Es besteht jedoch kein Herzstillstand. Ein Erlöschen der hirnelektrischen Aktivität gehört nicht zum Bild des Scheintods (s.S. 199).
1.07 D Beim Erhängen ist mit einem Scheintod am wenigsten zu rechnen, weil beim Fehlen von Lebenszeichen bei der Auffindung der Tod meist schon eingetreten ist, oder irreversible Gehirnschädigungen bestehen. Trotzdem muß in jedem Zweifelsfall eine Reanimation versucht werden (s.S. 199).
1.08 D Die Aussage in Satz 2 ist zwar grundsätzlich richtig, jedoch sind die Lebensvorgänge beim Scheintod so stark eingeschränkt, daß der Mensch als tot erscheint. Bei der Agonie ist dagegen zwar der nahende Tod erkennbar, jedoch schon bei einfacher Untersuchung besteht kein Zweifel daran, daß er noch nicht eingetreten ist (s.S. 199).

1.09 C (s.S. 205).
1.10 C Das intermediäre Leben wird besonders an der Reaktion der Muskulatur deutlich, dazu gehören u.a. der idiomusculäre Wulst, die fibrillären Zuckungen und Pupillenreaktionen. Die Spermien können den Individualtod um viele Stunden überdauern. Bei der Verlängerung der Barthaare handelt es sich um einen scheinbar vitalen Effekt vor allem infolge Verlustes des Hautturgors (s.S. 205).

b) Leichenveränderungen

1.11 C Die Aussparung der Totenflecken an den Aufliegestellen kommt durch die mechanische Kompression der Capillaren infolge des Drucks durch das Körpergewicht zustande (s.S. 201).
1.12 E Auf Druck sind die Totenflecken nach 6 Stunden in der Regel noch gut wegdrückbar (s.S. 202).
1.13 D (s.S. 201).
1.14 E (s.S. 51, 202).
1.15 E Hier ist in erster Linie an einen schweren inneren oder äußeren Blutverlust zu denken (s.S. 52, 202).
1.16 A Bei Rauchgasvergiftung ist der CO-Hb-Gehalt zwar auch erhöht, jedoch in der Regel nicht so stark, daß die Totenflecken hellrot erscheinen (s.S. 191).
1.17 D Alle hier genannten Tierarten können Weichteile von Leichen anfressen; eine völlige Skelettierung geschieht am ehesten durch Maden (s.S. 208).
1.18 A (s.S. 207).
1.19 C (s.S. 208).

c) Leichenschau und Obduktion

1.20 E Eine Leichenschau hat vor jeder Bestattung stattzufinden (s.S. 208 ff.).
1.21 B Aus der Verteilung der Totenflecken lassen sich u.U. Hinweise auf eine Umlagerung der Leiche gewinnen. Leichenschau ist Länderrecht. Gesetzliche Vorschriften über das Vorgehen bei der Leichenschau stehen deshalb weder im StGB noch in der StPO (s.S. 208, 211).
1.22 C (s.S. 208 ff.).
1.23 C Die Feststellung des klinischen Todes kann nicht Sinn der Leichenschau sein, weil Leichenschau schon rein begrifflich voraussetzt, daß es sich um eine Leiche handelt. Sinn der Leichenschau ist in jedem Fall die Überprüfung der Todesfeststellung (Feststellung sicherer Todeszeichen, im bayerischen Leichen-

		schauschein ausdrücklich erwähnt). Die übrigen unter A, D und E aufgeführten Feststellungen sind in allen Leichenschauscheinen vorgesehen, wenngleich problematisch (s.S. 211).
1.24	D	Der Leichenschauer kann zwar die unter 2 - 4 genannten Feststellungen meist nicht hinreichend genau treffen. Trotzdem gehört dies nach den Vorschriften über die Leichenschau zu seinen Aufgaben. Zur Anordnung einer Obduktion (5) ist er nicht befugt (s.S. 209 ff.).
1.25	E	(s.S. 211).
1.26	A	(s.S. 217).
1.27	D	(s.S. 217).
1.28	B	(s.S. 217).
1.29	C	(s.S. 217).
1.30	E	(s.S. 217).
1.31	C	Die Leichenschauformulare sind zwar nicht bundeseinheitlich, die angeführten Kategorieh sind jedoch überall zu finden (s.S. 210).
1.32	D	(s.S. 215 f).
1.33	A	(s.S. 216).
1.34	E	Eine sichere Identifizierung allein über Schmuckstücke ist nicht möglich, weil in Katastrophenfällen Teile verschiedener Leichen zusammen verbrennen können. Auch bei verkohlten Leichen ist in der Regel das Gebiß erhalten, so daß es zur Identifizierung herangezogen werden kann (s.S. 215 ff.).
1.35	C	Der Collum-Diaphysen-Winkel ist beim Mann steiler als bei der Frau.
1.36	E	Bei männlichen Zellen kann auch im Interphasekern das Y-Chromosom fluorescenzmikroskopisch nachgewiesen werden (s.S. 217).
1.37	E	(s.S. 213).
1.38	E	Für die klinische Obduktion gibt es bisher in der Bundesrepublik Deutschland noch keine gesetzliche Grundlage. Insbesondere bei unklaren Todesfällen sollte der Arzt versuchen, das Einverständnis der Angehörigen zu erhalten (s.S. 213).
1.39	C	Nach § 87 StPO Abs. 2 findet die Leichenöffnung im Beisein der Staatsanwaltschaft statt. Sie wird von 2 Ärzten vorgenommen (s.S. 212).
1.40	C	(s.S. 212).
1.41	D	Dies ergibt sich aus § 89 StPO. Diese Vorschrift unterstreicht die Bedeutung einer vollständigen Sektion für eine ordnungsgemäße Beurteilung der Zusammenhänge zwischen möglichen ursächlichen Faktoren und Tod (s.S. 212).
1.42	A	Die Ausgrabung einer beerdigten Leiche zur Vornahme einer gerichtlichen Obduktion ist in § 87 StPO ausdrücklich erwähnt (s.S. 212).

d) Plötzlicher Tod aus natürlicher Ursache

1.43 C "Natürlicher Tod" ist nach strenger Definition ein von äußerer Einwirkung unabhängiges Geschehen, also Tod aus innerer Ursache. Dabei ist die letzte Todesursache nicht entscheidend (s.S. 211).
1.44 C (s.S. 217).
1.45 D (s.S. 217).
1.46 E Häufigste Todesursache in diesem Alter sind Erkrankungen des Respirationstraktes, vor allem interstitielle Pneumonien, als deren Ursache Virusinfektionen angenommen werden (s.S. 217).

2. Forensische Traumatologie

a) Stumpfe Gewalt

2.01 D Unter "Gewebsbrücken" versteht man erhaltene Gewebsstrukturen in der Tiefe einer Wunde, die u.U. das einzige Kriterium zur Erkennbarkeit einer Platzwunde sein können (s.S. 33, 38).
2.02 E Ein rundes Stichwerkzeug führt zwar häufig zu schlitzförmigen Wunden, die entsprechend der Textur des Coriums parallel zur Spaltbarkeitsrichtung der Haut liegen. Eine schlitzförmige Hautverletzung kann aber auch durch ein Stichwerkzeug mit einer oder zwei Schneiden, z.B. durch ein Messer erzeugt werden, wobei dann die Richtung der Wundöffnung durch die Haltung des Werkzeugs beim Stich bestimmt ist (s.S. 32).
2.03 C Die Entstehung innerer Verletzungen ohne sichtbare Spuren ist auf die Einwirkung breitflächiger Gewalt oder indirekte Schädigung durch Schleudertraumen zurückzuführen. Bei Anfahren durch einen LKW wirkt je nach Form des Fahrzeugs meist eine breitflächige Gewalt gegen den Rumpf. Bei Reanimationsversuchen, insbesondere externer Herzmassage treten auch bei sachgerechter Durchführung Rippen- oder Sternumfrakturen auf, außerdem kann es zu Quetschungen oder Zerreißungen von Lunge, Leber, Milz etc. kommen. Bei angegurteten Fahrzeuginsassen können bei den üblichen Dreipunktgurten schwere Läsionen der Bauchorgane zustandekommen, dies allerdings erst bei hohen Geschwindigkeiten, bei denen unangeschnallt ein Unfall nicht überlebt wird. Auch hier fehlen häufig Hautverletzungen. Bei Treppenstürzen sind dagegen in der Regel

äußere Verletzungen zu sehen. Eine Thoraxkompression etwa durch Überfahren kann besonders im jugendlichen Alter ohne äußere Spuren, auch ohne Rippenbrüche ablaufen, obwohl innerlich schwerste Herz- und Lungenbeschädigungen vorliegen (s.S. 40).

b) Scharfe Gewalt

2.04 D (s.S. 33).
2.05 D (s.S. 31 ff.).
2.06 A (s.S. 31, 38, 65 ff.).
2.07 C (s.S. 31, 38, 65 ff.).
2.08 C (s.S. 31, 38, 65 ff.).
2.09 D (s.S. 31, 38, 65 ff.).
2.10 A (s.S. 31, 38, 65 ff.).
2.11 B (s.S. 31, 38, 65 ff.).

c) Vitale Reaktion

2.12 C (s.S. 46).
2.13 A (s.S. 51 ff.).
2.14 B (s.S. 46).
2.15 C (s.S. 46).

d) Knochenbrüche

2.16 C Auch bei der ersten Einwirkung können sowohl Biegungs- als auch Berstungsbrüche entstehen. Die Bruchspalten später entstandener Brüche enden an denen der vorausgegangenen Brüche (Puppesche Regel) (s.S. 43).

e) Schädelhirntrauma

2.17 A (s.S. 45).
2.18 B (s.S. 45).
2.19 E
2.20 A

f) Unfall, vorsätzliche Körperverletzung

2.21 D Unabhängig davon, ob ein für die Abmessungen von Erwachsenen bestimmter 3-Punkt-Gurt mittels der Automatik so verkleinert werden kann, daß Kinder ausreichend geschützt werden, dürfen Kinder bis zu 12 Jahren gemäß § 21 StVO nur auf dem Rücksitz befördert werden.
2.22 D Typische Verletzungen des Fahrers im Kopfbereich sind Platzwunden an der Stirn (Sonnenblende, Windschutzscheibe) und Unterkiefer-Kinnverletzungen vom Lenkrad, nicht dagegen Nasenbeinfrakturen (s.S. 56 ff.).

2.23 E Bei hohen Geschwindigkeiten (beispielsweise
        über 100 km/Std Aufprallgeschwindigkeit)
        ist keine der vorgenannten Verletzungen trotz
        ordnungsgemäß angelegtem 3-Punkt-Gurt mit
        Sicherheit vermeidbar. So können u.a. Schnitt-
        verletzungen durch zu Bruch gehende Scheiben
        entstehen, deren Splitter ins Wageninnere
        fliegen. Die Luxation eines Halswirbelkörpers
        kann durch das Zurückgeschleudertwerden nach
        dem Aufprall beim Fehlen einer Kopfstütze
        und die Patellarfraktur beim Aufprall der Knie
        an der Lenkradsäule zustande kommen. Rippen-
        frakturen und stumpfes Bauchtrauma können durch
        den Aufprall in den Gurt bei hohen Aufprall-
        geschwindigkeiten ebenfalls entstehen (s.S. 56 ff.).
2.24 D Am häufigsten ist eine Feststellung der Sitz-
2.25 E position dann möglich, wenn der Fahrer beim
        Aufprall auf das Lenkrad eine Thoraxkompression
        und der Beifahrer beim Aufprall auf das Arma-
        turenbrett ein stumpfes Bauchtrauma mit den
        angegebenen Folgen erlitten hat (s.S. 58).
2.26 C Bei Unfällen zwischen Fußgängern und PKW er-
        folgt meist die erste Berührung zwischen Stoß-
        stange und Unterschenkel, dabei kommt es häufig
        zu Biegebrüchen durch das direkte Einwirken der
        Stoßstange auf den Unterschenkel (s.S. 60).
2.27 A Unterschenkelbrüche entstehen häufig durch PKW-
2.28 C Stoßstangen. Die sog. Peitschenschlagverletzung
2.29 B entsteht beim Zurückschleudern des Kopfes nach
        der vorhergehenden Phase der im Fahrzeug nach
        vorne gerichteten Bewegung und extremer Über-
        streckung des Halses über die obere Lehnen-
        kante. Schlüsselbeinfrakturen sind typische
        Gurtverletzungen.
2.30 E Nur das Vorhandensein von Schleifspuren an
        den Schuhsohlen beweist, daß der Fußgänger
        stehend erfaßt wurde. In Abhängigkeit vom
        Boden (u.a. Graswuchs) und den Schuhsohlen
        (u.a. Krepp mit unregelmäßigem Reliefmuster)
        können Schleifspuren aber trotz Anfahren im
        Stehen fehlen (s.S. 59).
2.31 C Die offenen Unterschenkelfrakturen sind als
        primäre Anstoßstellen zu werten. Sie sprechen
        für einen Anprall eines Fußgängers mit einer
        Stoßstange eines PKW. Die flächenhaften Häma-
        tome im Lendenbereich und der isolierte Bruch
        eines Lendenwirbels können durch den Anprall
        eines Fußgängers an der Motorhaube des PKW
        entstehen. Die Verletzungen 1, 2 und 4 spre-
        chen für Überrollen (s.S. 60).
2.32 E Aufgrund der plötzlichen flächenhaften und
        zermalmenden Gewalt eines Schienenfahrzeuges
        kann das Zustandekommen von äußerlich erkenn-
        baren Unterblutungen fehlen. Hier kann nur mit
        einer Obduktion eine Klärung versucht werden
        (s.S. 61).

2.33 E Vielfach werden praktische Ärzte an einen
Tatort geholt. Deren Beurteilung ist oft für
die weiteren polizeilichen Maßnahmen aus-
schlaggebend. Verletzungsspuren am Hals müssen
keine Würgemale sein, sie können auch von
einem Selbstrettungsversuch herrühren. Mehr-
fachmaßnahmen (z.B. Schuß und Überfahren) sind
kein Ausschluß von Suicid. (s.S. 33, 46, 70, 77).
2.34 E Eine Unterscheidung ist anhand der Verletzungen
nur selten möglich, da z.B. beim Hinausstoßen
einer Person keine Spuren entstehen müssen und
andererseits die schweren Verletzungen durch
den Sturz andere Befunde überdecken. Hier kommt
den Umständen des Falles die größere Bedeutung
zu (s.S. 34 f.).

g) Spurensicherung

2.35 A (s.S. 22).
2.36 E Lacksplitter, Ölrückstände, Schleifspuren an
den Schuhen können durchaus zur Feststellung
des Verursachers dienen (s.S. 56).
2.37 B Weil der Arzt häufig einer der ersten am Tatort ist und die versehentliche Vernichtung
von wichtigen Spuren und Spurenträgern er-
fahrungsgemäß oft vorkommt, muß er wissen,
daß sich an Zigarettenstummeln regelmäßig
Speichelspuren und auch Schleimhautdeckzellen
befinden, deren Untersuchung die Feststellung
des Geschlechts, der Ausscheidungseigen-
schaften bzw. der ABO-Zugehörigkeit ermöglichen können (s.S. 147 f.).

h) Notzucht

2.38 C Der qualitative Nachweis von Geschlechtschromatin ist nicht brauchbar, weil allenfalls
der Prozentsatz geschlechtschromatinhaltiger
Zellen in einer Spur verwertbar wäre (s.S. 26).
2.39 D Aus der Scheide gleich nach der Tat ausgetretenes spermahaltiges Sekret trocknet gewöhnlich in der Unterwäsche an und kann dann
noch nach längerer Zeit nachgewiesen werden.
Die Sicherstellung von Wäschestücken ist deshalb zeitlich nicht limitiert. Im allgemeinen
läßt sich in Scheideninhalt Sperma nicht
länger als 24 Std nachweisen (s.S. 27)
2.40 A Rhesus(CDE)-Merkmale und α-Fetoprotein sind in
Spermaspuren nicht nachweisbar. Bewegliche
Spermien kann man in angetrockneten Spermaflecken nicht nachweisen.
2.41 E Bei Frauen, die Ausscheider von Blutgruppensubstanzen sind, ist die Ausscheidereigenschaft
auch im Vaginalsekret nachweisbar (s.S. 28).

2.42 E Die Blutgruppensubstanzen A und B sind in getrockneten Spuren lange Zeit haltbar. Die Ausscheidereigenschaft ist dagegen oft schon nach wenigen Wochen nicht mehr nachweisbar, weshalb es zur Vermeidung von Fehlbeurteilungen notwendig ist, die Spurenuntersuchung baldmöglichst durchzuführen (s.S. 28 f.).
2.43 E Spurenkundliche Untersuchungen zum Nachweis auf Blutgruppen- und Ausscheidereigenschaften sind auch bei blutigem Scheideninhalt nicht sinnlos, weil vom Sperma stammende Merkmale von denjenigen der Geschädigten abweichen können und durch die Blutverunreinigung nicht inaktiviert werden.
2.44 E (s.S. 27 f.).

i) Neugeborenes und Kindstötung

2.45 C (s.S. 106)
2.46 B Blutungen nach Tentoriumsrissen finden sich häufig als Folge eines Trauma beim Durchtritt des kindlichen Kopfes durch den Geburtskanal und sind dann "natürliche" Todesursache. Eine Unterkühlung ist Folge mangelhafter Versorgung des Neugeborenen und damit "nicht-natürliche" Todesursache (s.S. 108).
2.47 A Die unter B - E genannten Aussagen entsprechen dem Text des § 90 StPO (s.S. 105). Die Feststellung der Ehelich- oder Nichtehelichkeit kann bei der Leichenöffnung nicht getroffen werden.
2.48 E (s.S. 106).
2.49 E Voraussetzung für § 217 ist, daß die Mutter ihr nichteheliches Kind in oder gleich nach der Geburt vorsätzlich tötet (s.S. 105).
2.50 E (s.S. 108)
2.51 E Die Sturzgeburt stellt in aller Regel eine Schutzbehauptung der Kindsmutter dar. Da die Schwangere bei einer überraschenden Geburt reflektorisch in Hockstellung geht, kommen die mechanischen Voraussetzungen für die unter A bis D genannten Möglichkeiten nicht in Betracht.
2.52 D (s.S. 105 f.).

j) Kindsmißhandlung

2.53 B Bei seitlichem Aufschlagen auf glatter Fläche
2.54 A können nicht gleichzeitig im Schläfen- und
2.55 D Hinterhauptsbereich liegende Platzwunden zu-
2.56 C standekommen, genausowenig wie Kinn- und
2.57 E Nasenrückenplatzwunden (s.S. 41, 111).
2.58 D (s.S. 111).

2.59 C Neuere Untersuchungen haben ergeben, daß entgegen früherer Ansicht eheliche Kinder als Opfer von Kindsmißhandlungen stark überwiegen (s.S. 111).
2.60 E (s.S. 111).
2.61 C Sturzbedingte Kopfverletzungen liegen zwar häufiger aber nicht "regelmäßig" unterhalb der "Hutkrempenlinie".
2.62 D Es muß kein unnatürlicher Tod vorliegen. Es gibt viele Ursachen für einen Tod infolge erheblicher Gewichtsreduktion. Allerdings kann es sich um einen bewußten Nahrungsentzug und damit um eine Sonderform der Kindsmißhandlung handeln (s.S. 112).

k) Schußverletzungen

2.63 E (s.S. 68).
2.64 A (s.S. 67).
2.65 A Die Regel, daß der Ausschuß größer als der Einschuß ist, gilt nicht immer. Blut- und Gewebespritzer können sich als Folge der hydrodynamischen Wirkung des Schusses sowohl am Ein- als auch Ausschuß finden (s.S. 68).
2.66 C (s.S. 67).
2.67 E Bei Schußverletzungen von Lungenwurzel und Herz kann nicht zu selten noch viele Minuten zumindest begrenzte Handlungsfähigkeit bestehen (s.S. 70).
2.68 D In Abhängigkeit von der äußeren Fundsituation kann es auch Ausnahmen geben (z.B. Auffindung des Getöteten im Bett) (s.S. 70).
2.69 C (s.S. 70).
2.70 C Durch Untersuchung von (auch bei operativer Versorgung excidiertem) Gewebsmaterial wird man in der Regel nur Befunde erheben können, die zur Feststellung des Einschusses und der Schußentfernung beitragen.

3. Erhängen, Erdrosseln, Erwürgen, Ertrinken

3.01 B Aussage 1 ist eine Definition der äußeren Erstickung, Aussage 2 eine Darlegung der wesentlichen Folge der Atembehinderung. Beide Feststellungen sind jedoch nicht logisch miteinander verknüpft (s.S. 71).
3.02 E (s.S. 71).
3.03 C (s.S. 71).
3.04 A (s.S. 73).
3.05 E (s.S. 79).

3.06 E (s.S. 73).
3.07 E (s.S. 73).
3.08 D Gleich nach dem Tod ist die Haut im Bereich einer Strangfurche (Strangmarke) abgeblaßt - blaßgrau - und deshalb zunächst unauffällig. Erst mit dem Eintrocknen verfärbt sie sich, wird bräunlich bis bräunlichrot und tritt dadurch stärker hervor (s.S. 77).
3.09 C (s.S. 76).
3.10 A (s.S. 77).
3.11 C (s.S. 77).
3.12 E (s.S. 77).
3.13 A (s.S. 77).
3.14 C (s.S. 79).
3.15 C (s.S. 79).
3.16 A (s.S. 71 f.).
3.17 B (s.S. 71 f.).
3.18 E (s.S. 71 f.).
3.19 D (s.S. 71 f.).
3.20 C (s.S. 71 f.).
3.21 D (s.S. 83).
3.22 B Typischerweise ist die Lunge beim Ertrinkungstod im Süßwasser gebläht und trocken (Emphysema aquosum). Ein überdurchschnittliches Lungengewicht (in der Regel durch ein Lungenödem bedingt) spricht deshalb gegen einen Ertrinkungstod. Die Hyperämie der inneren Organe gehört zu den allgemeinen Erstickungszeichen (s.S. 73). Im übrigen s.S. 80.
3.23 E Entscheidend ist für den Auftrieb der Leiche die Gasfäulnis (s.S. 83).
3.24 A (s.S. 83).
3.25 B (s.S. 82 f.).
3.26 C (s.S. 83).
3.27 D Von allen genannten Maßnahmen ist das Schützen von Kopf und Hals durch Folie unnötig. Wichtig ist dagegen das Schützen der Hände mit Folie, um etwaige Faserbestandteile vom Strangwerkzeug zu erhalten (s.S. 78).

4. Hitze, Kälte, Strahlung

4.01 D (s.S. 91).
4.02 D (s.S. 91, 191).
4.03 D Beim Schwelbrand steht die Einwirkung von O_2-armen, CO-haltigen Rauchgas im Vordergrund. Dieses ist jedoch nicht so heiß, daß die unter 5 genannte Möglichkeit in Betracht kommt (s.S. 191).

5. Elektrischer Strom

5.01 B (s.S. 85 f.).
5.02 E Bei 220 V können Strommarken auftreten (s.S. 87 ff.).
5.03 A Zu den typischen Merkmalen einer Strommarke gehören der porzellanartige Randwall und die zentrale Eindellung. Ein hyperämischer Randsaum ist nicht typisch, er entsteht bei Überleben der Stromeinwirkung. Strahlenförmige Einziehungen können sich um die Strommarke finden. Blasenbildungen im Corium gehören nicht zu den typischen Befunden, dagegen wabige Auflockerungen im Stratum corneum (s.S. 89).
5.04 E (s.S. 87).
5.05 E Gelenkexartikulationen kommen bei Hochspannungsunfällen infolge explosionsartigen Verdampfens von Gewebsflüssigkeit vor. Der Tod bei Niederspannungsunfällen tritt durch Herzstillstand oder Kammerflimmern ein. Bei Hochspannungsunfällen entstehen regelmäßig ausgedehnte Nekrosen, die häufig nach einigen Tagen zur Anurie führen. Das Gehirn ist durch den knöchernen Schädel gegen Stromeinwirkung weitgehend geschützt (s.S. 86 ff.).

6. Schwangerschaftsabbruch

6.01 D (s.S. 97).
6.02 A Zu 1: § 218 a verlangt ausdrücklich die Einwilligung der Schwangeren.
Zu 2: Bei einer Minderjährigen darf somit nicht gegen den Willen eingegriffen werden.
Zu 3: Eine Beratung nach § 218 b, Ab. 1 Nr. 1 ist nicht anzuwenden, wenn der Schwangerschaftsabbruch angezeigt ist, um von der Schwangeren eine durch körperliche Krankheit oder Körperschaden begründete Gefahr für ihr Leben oder ihre Gesundheit abzuwenden.
Zu 4 und 5: Die Fristen gelten nicht bei Gefahr für das Leben der Schwangeren.
6.03 A (s.S. 101 f.).
6.04 E (s.S. 101 f.).
6.05 D (s.S. 101 f.).
6.06 C (s.S. 101 f.).
6.07 B (s.S. 102).
6.08 E Beim Eihautstich ist die Verletzung von Placentargefäßen und damit das Einströmen von Luft in Blutgefäße nicht zu erwarten (s.S. 100).
6.09 D (s.S. 100).

6.10 D (s.S. 102)
6.11 C

7. Vaterschaft

7.01 C Die Aussage 1 entspricht dem Text des § 1600 o Abs. 2 Satz 1 BGB. Aussage 2 ist jedoch falsch, weil auch außerhalb der genannten Zeitspanne eine Zeugung möglich ist (s.S. 137).
7.02 C (s.S. 137).
7.03 B (s.S. 137 f.).
7.04 B Die gesetzliche Empfängniszeit steht fest, wird also nicht begutachtet. Der Reifegrad des Neugeborenen wird zwar im Rahmen der Tragzeitbegutachtung aus den "Reifezeichen" beurteilt. Für sich allein ist er jedoch für die Abstammungsbegutachtung nicht geeignet (s.S. 137 ff.).
7.05 A (s.S. 138).
7.06 B (s.S. 138).
7.07 D (s.S. 138).
7.08 C (s.S. 138).
7.09 D (s.S. 138).
7.10 D (s.S. 139).
7.11 E Die Tragzeitbegutachtung ist durchaus auch bei Frühgeburten anwendbar, wenn die sonstigen Voraussetzungen (insbes. ein präziser Beiwohnungstermin) gegeben sind. Eine relativ kurze Tragzeit kann bei einer Frühgeburt u.U. sogar ein positiver Hinweis auf die Vaterschaft sein (s.S. 139).
7.12 C Die Tragzeiten innerhalb bestimmter "Größenklassen" differieren erheblich, da die Entwicklung des Kindes nicht allein von der Zeit, sondern von vielen anderen Faktoren abhängig ist. Bei Extremfällen (kurze Tragzeit - übertragenes Kind, lange Tragzeit - Unreife) ist dagegen ein Ausschluß möglich (s.S. 139).
7.13 B Monomerer Erbgang bedeutet, daß das Körpermerkmal (Phänotyp) durch nur _ein_ Anlagenpaar bestimmt wird, die wichtigste Voraussetzung für die Überschaubarkeit des Erbgangs. Bei Einwirkung mehrerer Anlagenpaare auf ein Merkmal (polymerer Erbgang) entstehen nur quantitative Unterschiede in der körperlichen Ausprägung (erbbiologisch verwendete Merkmale). - Die Nachweistechniken sind z.T. äußerst kompliziert (zusammengesetzte immunologische und biochemische Reaktionen) (s.S. 139 ff.).
7.14 D (s.S. 147).
7.15 A Bei gleicher Stärke (codominant) der Erbanlagen prägen sich immer beide im Phänotyp aus. Alle unter B - E genannten Möglichkeiten schränken den Rückschluß vom Phänotyp auf den Genotyp ein (s.S. 141 ff.).

155

7.16	A	(s.S. 147 ff.).
7.17	C	(s.S. 147 ff.).
7.18	D	(s.S. 147 ff.).
7.19	E	(s.S. 147 ff.).
7.20	B	(s.S. 147 ff.).
7.21	B	Die Verknüpfung ist nicht richtig, weil die Tatsache, daß A und B über 0 dominant sind, nicht maßgeblich für die Nichtvaterschaft eines AB-Mannes bei einem O-Kind ist. Eine richtige Verknüpfung läge vor, wenn der 2. Satz hieße: weil der AB-Mann nur die Merkmale A oder B vererben und somit kein O-Kind zeugen kann (s.S. 147).
7.22	A	(s.S. 148).
7.23	C	(s.S. 148).
7.24	E	(s.S. 148).
7.25	C	Das Kind kann im ABO-System vom Vater A_2 oder O, im CDE-System muß es von ihm c und E geerbt haben. Bei Mann A und B fehlt E. Bei Mann D fehlt A_2 bzw. O. Bei Mann E fehlt c und E (s.S. 143 ff.).
7.26	A	Nur der Phänotyp ccddee, der dem Genotyp cde/cde entspricht, verdient die Bezeichnung rh-negativ. Da der Erbkomplex cde als Haplotyp mit Komplexen vergesellschaftet sein kann, welche die Merkmale C, D oder E enthalten und damit Rh-positiven Typen entsprechen, können rh-negative Personen von Rh-positiven abstammen. Voraussetzung ist nur, daß der Haplotyp cde bei beiden Eltern vorliegt. Zur Vermeidung von Transfusionszwischenfällen werden in der Praxis allerdings Personen mit dem Typus Ccddee, ccddEe oder CcddEe "als Empfänger rh-negativ, als Spender Rh-positiv" bezeichnet (s.S. 150 ff.).
7.27	E	Das HL-A-System würde für sich allein bereits über 90 % der zu Unrecht beschuldigten Männer ausschließen lassen, weil durch die Vielfalt der Erbeinheiten die Möglichkeit zufälligen Übereinstimmens bei Kind und Eventualvater gering ist (s.S. 159).
7.28	A	(s.S. 146, 151).
7.29	E	(s.S. 146, 151).
7.30	D	(s.S. 146, 151).
7.31	B	(s.S. 146, 151).
7.32	D	(s.S. 161).
7.33	E	Der naturwissenschaftliche Beweis, d.h. die absolut sichere Feststellung der Vaterschaft, ist derzeit mit keinem Verfahren zu führen (s.S. 137 ff.).
7.34	D	Bei Testseren handelt es sich um biologisches Material, das nicht gleichbleibend produziert werden kann und dessen Qualität, besonders bei seltenen Testseren, gelegentlich zu wünschen übrig läßt. Der Untersucher muß die Wirksamkeit ständig an geeigneten Kontrollen prüfen (s.S. 140 f.).

7.35 E Der negative Ausfall einer Reaktion (besonders bei den empfindlichen, im Coombstest nachzuweisenden Faktoren s, K, Fy) kann sowohl durch das genetisch bedingte Fehlen des Faktors als auch durch die Alterung bedingt sein (s.S. 144).

8. Spurenkunde

8.01 C Der Nachweis der Artspezifität kann sich nicht allein auf morphologische Unterschiede stützen, sondern wird auf immunologischem Wege mittels Antiseren gegen verschiedene Tierarten geführt (s.S. 24).

8.02 E 1 ist eine unspezifische Reaktion. 2 und 4 sind zum Blutnachweis nicht geeignet (s.S. 23).

8.03 E Fetale Blutbestandteile (Hb-F, α-Fetoprotein) sind zwar wichtige Faktoren für den Nachweis von Geburtsblut, doch können andere Bestandteile (Chorionzotten, Fruchtwasserbestandteile) eine einwandfreie Zuordnung ermöglichen. Im übrigen rühren Geburtsblutungen meist vom mütterlichen und nicht vom kindlichen Blut her (s.S. 25).

8.04 A Eine Rekonstruktion des Blutbildes aus einer wochenlang angetrockneten Blutspur gelingt nicht in der Weise, daß sie zur Blutartbestimmung geeignet wäre. Auch 4 und 5 eignen sich hierfür nicht, da es ABO-Substanzen auch bei Tieren gibt und der spektroskopische Hb-Nachweis über die Artspezifität nichts aussagt (s.S. 24).

8.05 A (s.S. 148).
8.06 C (s.S. 148).
8.07 B (s.S. 26).
8.08 B (s.S. 27).
8.09 A (s.S. 29).
8.10 E Jedes Haar weist ein Oberhäutchen auf.

9. Forensische Toxikologie

9.01 C Die besondere Gefährlichkeit ergibt sich hier aufgrund der Filterwirkung durch das Erdreich. Dadurch wird das stark riechende und somit sonst leicht wahrnehmbare Gas geruchlos (s.S. 189).

9.02 D Nach der Umstellung auf Erdgas ist zwar ein Rückgang der CO-Vergiftungen festzustellen, aber dennoch entwickelt unvollkommen verbranntes Erdgas Kohlenoxid (s.S. 189).

9.03 C E 605 ist weder geruch- noch geschmacklos (s.S. 193 f.).

9.04	C	Die Gefährlichkeit von CO ergibt sich aus der
9.05	D	hohen Affinität zum Hämoglobin, so daß in der Regel 40 - 50 % CO-Hb Bewußtlosigkeit und bei über 65 % der Tod eintritt (s.S. 190 f.).
9.06	B	Der Blutspiegel ist bei Vergiftung niedrig. Im Urin ist der Nachweis wegen der einfachen Probenvorbereitung besonders leicht, hier ist auch eine hohe Giftkonzentration zu erwarten. In Faeces ist der Nachweis schwieriger, ebenso in Haaren, die erst später hohe Giftkonzentration aufweisen. Zum Erbrechen kommt es, wenn überhaupt, erst am Ende der Resorption.
9.07	C	Bei Blausäure kann der Tod in wenigen Sekunden, bei E 605 und Strychnin in wenigen Minuten eintreten. Bei Thallium und Knollenblätterpilz besteht auch bei hoher Dosierung eine Latenzzeit von mehreren Stunden (s.S. 192 f.).
9.08	E	Nur die unter 1 und 5 genannten Vergiftungen verlaufen häufig so akut, daß vom Leichenschauer ein plötzlicher Herztod angenommen wird. Die CO_2-Vergiftung hat zwar meist auch einen perakuten Verlauf. Ihr toxikologischer Nachweis kann schwierig sein. Sie wird aber in der Regel aus den Umständen erkannt (s.S. 79, 192 ff.).
9.09	B	(s.S. 195 ff.).
9.10	C	(s.S. 195).
9.11	C	Zu 3: CO ist ein geruchloses Gas. Der typische Geruch von Leuchtgas ist durch andere Stoffe (organische Schwefelverbindungen) bedingt. Er ist bei der Obduktion nicht wahrnehmbar.
9.12	D	Nach den vorgenannten Vergiftungen finden sich maximal weite Pupillen nur nach Dolantin-Intoxikation. Auf alle anderen Vergiftungen deuten u.a. sehr enge Pupillen (s.S. 186 ff.).
9.13	C	(s.S. 186).
9.14	C	(s.S. 196).
9.15	D	Im Hinblick auf die an den Arzt herangetragenen Fragen nach der Möglichkeit eines Giftnachweises nach erfolgter Erdbestattung müssen die Zeiträume angegeben werden können, innerhalb derer von den hauptsächlich benutzten Arzneimitteln bzw. Giften ein Nachweis noch möglich ist. Bei Schlafmitteln kann dies evtl. noch nach Jahren möglich sein (s.S. 188).
9.16	B	Für den sicheren qualitativen Nachweis nur
9.17	D	eines gefragten Arzneimittels bzw. einer Arzneimittelgruppe genügt eine mit Blut gefüllte Venüle (ca. 5 - 8 ml). Zum quantitativen Nachweis unbekannter Arzneimittel müssen mindestens 20 - 30 ml Blut vorhanden sein, um die evtl. notwendig werdende Vielzahl an Analysen zu ermöglichen (s.S. 171).

9.18 D Ein qualitativer Nachweis aus dem Mageninhalt ist ohne Aufbereitung möglich. Der quantitative Nachweis setzt dagegen eine Veraschung des Materials voraus (s.S. 181).
9.19 C
9.20 A Die Gaschromatographie stellt das leistungsfähigste Verfahren zur Trennung und zum Nachweis verdampfbarer Substanzen aus Organextrakten dar, wohingegen destillierbare (flüchtige) Gifte am ehesten rasch und schonend mit der Wasserdampfdestillation getrennt und anschließend nachgewiesen werden können (s.S. 172 ff.).
9.21 D (s.S. 193 f.). Die Symptomatik und das Erbrechen einer bläulichen Flüssigkeit (Warnfarbe, die dem Handelspräparat E 605 seit vielen Jahren zugesetzt wird) müssen in Verbindung mit dem Nichtauffinden dieses Pflanzenschutzmittels in der Wohnung an eine Fremdbeibringung denken lassen.
9.22 C Die Tatsache, daß die Beschwerden regelmäßig nach Verlassen der Wohnung weitgehend verschwanden, muß an ein exogenes Geschehen denken lassen. In Verbindung mit der im Parterre gelegenen Wohnung kommt hier als wahrscheinlichste Diagnose eine CO-Vergiftung nach Rohrbruch einer Gasleitung und Einströmen geruchlosen CO-haltigen Gases (Geruchsfilter durch das Erdreich) in die Wohnung in Betracht (s.S. 188 f.).
9.23 C (s.S. 181 ff.).

10. Verkehrsmedizin

10.01 C Nur die erste Aussage ist richtig. Eine Verkehrssicherheit kann nur durch Erfüllung der erteilten Auflage seitens des betreffenden Verkehrsteilnehmers gewährleistet werden. Die Eintragung der Auflage im Führerschein macht es bei Verkehrskontrollen möglich, festzustellen, ob der Verkehrsteilnehmer die Auflage bei der betreffenden Fahrt erfüllt hat (s.S. 115).
10.02 D Die Hauptforderung vor einer evtl. Wiedererteilung einer Fahrerlaubnis ist eine dreijährige Anfallsfreiheit und eine Arzneimittelbehandlung mit Fehlen von zentralnervösen Nebenwirkungen; außerdem ist 1 und 2 zu beachten (s.S. 114).
10.03 C Angesichts der erhöhten Belastung und Verantwortung bei der Lenkung von Lastkraftwagen im Straßenverkehr kann die Fahrerlaubnis der Klasse 2 bei einem Diabetiker mit erforderlicher Insulinbehandlung wegen der damit

		verbundenen Gefahren einer Hypo- bzw. Hyperglykämie nicht erteilt werden (s.S. 115).
10.04	D	Nur, wenn diastolisch ständig Werte über 140 mm Hg vorliegen, ist generell eine Fahruntauglichkeit gegeben. Für Prognose und Komplikationen der Hypertonie ist das Ausmaß der diastolischen Blutdruckerhöhung entscheidend, damit auch für die sich im Straßenverkehr ergebenden Gefahren (s.S. 114).
10.05	A	(s.S. 129).
10.06	D	(s.S. 128).
10.07	B	Für forensische Zwecke ist die Atemalkoholbestimmung deshalb nicht geeignet, weil einige Unsicherheitsfaktoren die Zuverlässigkeit beeinträchtigen (s.S. 130).
10.08	A	Whisky, Rum und Obstschnäpse enthalten weit
10.09	B	über 30 % Alkohol (s.S. 133).
10.10	D	Rechtlich erfüllt eine Blutalkoholkonzentration von 0,8 ‰ nur eine Ordnungswidrigkeit und ist nicht mit dem rechtlichen Begriff der Fahruntüchtigkeit identisch. Medizinisch ist hingegen dabei in der Regel auch Fahruntüchtigkeit gegebenen (s.S. 120 f.).
10.11	D	(s.S. 134).
10.12	E	Eine sichere und rasche Differentialdiagnose zwischen Alkoholintoxikation und Schädelhirntrauma ist nicht möglich, weil die Alkoholisierung eines Betroffenen genaue Untersuchungen in der Regel unmöglich macht (s.S. 44, 136).
10.13	C	Die Desinfektion soll bei der Blutentnahme mit dem beigefügten Desinfektionsmittel Sublimat erfolgen, das aber eine spätere bakterielle Alkoholneubildung in der Blutprobe nicht verhindert (s.S. 122).
10.14	D	Prinzipiell könnte man außer Schenkelvenenblut auch Halsvenen- oder Armvenen-Blut zur Alkoholbestimmung verwenden. Im allgemeinen gelingt jedoch aus diesen Venengebieten bei der Leiche keine Blutentnahme. Im übrigen s.S. 122.
10.15	E	Zu 1 und 2: Die forensische Verwertbarkeit der Blutalkoholkonzentration ist nicht von der Liegezeit der Leiche abhängig. Fäulnisveränderungen, durch welche die Blutalkoholkonzentration beeinflußt wird, können z.B. bei Kälte längere Zeit aufgehalten werden. Andererseits können ausnahmsweise schon innerhalb von 12 Std Fäulnisveränderungen auftreten. Zu 3: Die Blutentnahme soll möglichst aus einer Schenkelvene der Leiche erfolgen (s.S. 122). Solche Blutproben sind also prinzipiell verwertbar. Zu 4: Das Fehlen oder Vorliegen von Fäulnisveränderungen bei der Blutentnahme ist deshalb

		nicht ausschlaggebend, weil zwischen Blutentnahme und Untersuchung Fäulnisprozesse ablaufen können. Zu 5: s.S. 136.
10.16	E	Das Widmark-Verfahren ist nicht vom ADH-Verfahren ersetzt, sondern ergänzt worden. Beim ADH-Verfahren reagieren neben Äthanol auch andere Alkohole. Die Grundlage der Alkoholbestimmung muß dem Arzt geläufig sein, weil er häufig zu Blutentnahmen herangezogen wird und deshalb die Fehlermöglichkeiten kennen sollte (s.S. 124 f.).
10.17	C	(s.S. 120).
10.18	E	Eine gesetzliche Verpflichtung des Arztes besteht weder für die Blutentnahme noch für weitere ärztliche Untersuchungen. Der Beschuldigte kann zwar zur Duldung der Blutnahme, nicht aber zu einer Mitwirkung bei einer evtl. ärztlichen Untersuchung gezwungen werden. Im späteren Verfahren hat das Ergebnis einer ärztlichen Untersuchung auf Trunkenheitszeichen meist schon deshalb keine besondere Bedeutung zur Feststellung der Fahruntüchtigkeit, weil die Untersuchung gewöhnlich in einem zeitlich zu großen Abstand zum Vorfall liegt und außerdem eine "Ernüchterung" durch die polizeiliche Sistierung das klinische Bild verändern kann (s.S. 122, 280 f.).
10.19	C	Selbst ein so mild wirkendes Stimulans wie Coffein kann in dieser Dosierung genossen und unter den aufgezeigten Umständen vor allem zu gereiztem und aggressivem Fahrverhalten sowie zu einem Leistungsknick in der Spätphase nach Abklingen der Coffeinwirkung führen (s.S. 117).
10.20	C	Ein Farbfehlsehen ist nicht selten nach Digitalispräparatan, aber auch nach Monoaminooxidasehemmern beobachtet worden. Der Patient muß darüber genauso wie über andere arzneimittelbedingte Beeinträchtigungen der Verkehrssicherheit aufgeklärt werden (s.S. 117).
10.21	D	Der Blutspiegel von barbiturathaltigen Kurznarkotica fällt zwar innerhalb weniger Stunden stark ab. Gleichzeitig kommt es aber zu einer Rückwanderung dieser Wirkstoffe aus dem Fettgewebe ins Blut. Nach einer Empfehlung der Deutschen Gesellschaft für Verkehrsmedizin soll ein Kraftfahrzeug frühestens 24 Std nach einer Kurznarkose wieder geführt werden (s.S. 116).
10.22	A	(s.S. 116).
10.23	D	Ein Arzneimittelnachweis im Urin ist kein Beweis für eine aktuelle arzneimittelbedingte Beeinträchtigung der Fahrtüchtigkeit, weil beispielsweise einige Barbitursäurederivate nach einmaliger Applikation über mehrere

10.24	D	Tage hinweg ausgeschieden werden. Die aktuelle Beeinflussung kann nur durch Blutuntersuchung festgestellt werden (s.S. 118). (s.S. 117).
10.25	D	Unter Sniffing (Schnüffeln) versteht man die
10.26	A	Einatmung von Suchtstoffen. Das trifft hier
10.27	B	für den Äthyläther zu. Cocain wird zwar häufig
10.28	C	auch "geschnupft". Aber die Aufnahme in den Organismus geschieht bei dieser Applikationsform ausschließlich über die Nasenschleimhäute. LSD wird zumeist peroral aufgenommen, nur selten injiziert (s.S. 117, 186 f.).
10.29	D	Aus der Gruppe der Halluzinogene gehören z.B. Haschisch bzw. Marihuana nicht zu den "harten Drogen". Zwar können auch die Wirkstoffe aus Cannabis sativa zu geringen Abstinenzerscheinungen führen, aber niemals in dem Ausmaß wie Heroin (s.S. 117, 186, 255).

11. Forensische Psychopathologie

11.01	C	Eine "normative" Methode gibt es nicht (s.S. 226).
11.02	D	In den Fällen A - C reichen die biologischen Voraussetzungen allein nicht aus, um die Schuldfähigkeit zu verneinen; vielmehr kommt es entscheidend auch auf ihre psychologischen Auswirkungen an (s.S. 226 f.).
11.03	E	Die Schuldunfähigkeit ist auf den Tatzeitpunkt und deliktsbezogen zu beurteilen. Deshalb erlaubt keine Diagnose, nicht einmal ein schizophrener Defekt, die Generalaussage einer Schuldunfähigkeit (s.S. 228 f.).
11.04	A	Zwangseinweisung, Entmündigung und Aufhebung der Ehe können bei einer Schizophrenie erfolgen, sind aber keineswegs obligatorisch (s.S. 243 f.).
11.05	D	Im vorliegenden Fall wäre eine psychiatrische Untersuchung der Zurechnungsfähigkeit (s.S. 226 ff.) zu prüfen. Das Ehegesetz (s.S. 277 f.) spielt isoliert keine Rolle. Prozeßfähigkeit ist ein Begriff aus dem Zivilrecht (s.S. 275).
11.06	C	Trunksucht kommt nicht im § 20 StGB, sondern nur im § 6 BGB vor (s.S. 274).
11.07	E	Auch bei einer Blutalkoholkonzentration über 3 ‰ liegt nicht immer Schuldunfähigkeit vor, und wenn sich der Täter Mut antrinkt, muß er nach der vorverlegten Schuld (actio libera in causa) verurteilt werden. Alkoholkrankheit begründet für sich allein nicht Schuldunfähigkeit wegen Volltrunkenheit. Bei sog. pathologischem Rausch (D) ist oft das "Sichbetrinken" nicht schuldhaft, so daß als richtige Antwort E übrig bleibt (s.S. 248 ff.).

11.08 E ad A: Eine Bestrafung wegen der rechtswidrigen
Tat verstößt gegen das tragende Prinzip des
Schuldstrafrechts und kommt nur bei vorverlegter Schuld in Betracht.
ad B: Ein Freispruch kommt nur bei unverschuldeter Alkoholbeeinflussung (alkoholunerfahrener
Lehrling wird beim Richtfest betrunken gemacht)
in Betracht.
ad D: Für derartige Tatbestände wurde der
§ 330 a StGB eingeführt. Der Rausch muß aber
mindestens fahrlässig herbeigeführt sein
(s.S. 248).

11.09 D A ist falsch, weil ein Volltrunkener nicht
schuldfähig ist. Hätte er die Tat vorhersehen
müssen (B) oder hat er sogar die Tat geplant
(C), müßte er unter dem Gesichtspunkt der vorverlegten Schuld (actio libera in causa) wegen
gefährlicher Körperverletzung verurteilt werden.
Erkannte er die enthemmende Wirkung des Alkohols
nicht (E), könnte ihm das Sichbetrinken nicht
vorgeworfen werden; dann Freispruch (s.S. 248 f.).

11.10 D Trotz zivilrechtlicher Geschäftsunfähigkeit kann
Verhandlungsfähigkeit im Zivil- oder Strafverfahren bestehen (z.B. bei partiell wirkenden
(Wahnideen). Krankheit ist nicht die einzige
Ursache für Verhandlungsunfähigkeit, sie kann
z.B. auch durch Übermüdung bedingt sein (s.S. 267).

11.11 C Die Verhandlungsfähigkeit setzt voraus, daß
der Betroffene seine Interessen vernünftig
wahrnehmen, als Angeklagter seine Verteidigung
in verständiger und verständlicher Weise führen
sowie Prozeßerklärungen abgeben und entgegennehmen kann. Demnach ist C die richtige Antwort. Eine lediglich körperliche Behinderung
(A, B) oder die überstandene Krankheit (D)
begründen für sich allein keine Verhandlungsunfähigkeit. Eine Arbeitsunfähigkeitsbescheinigung (E) reicht schon deshalb nicht aus,
weil sie keine Diagnose enthält (s.S. 267 f.).

11.12 D Es gelten die gleichen Grundsätze wie zu Frage
11.11, deshalb ist D richtig. Der Taubstumme
hat andere Verständigungsmöglichkeiten, die
seine Verhandlungsfähigkeit gewährleisten
können. Ein geschäftsunfähiges Kind, ein Entmündigter oder ein Imbeciller können durchaus
in der Lage sein, insbesondere als Zeugen,
in einer Verhandlung mitzuwirken (s.S. 267 f.).

11.13 A Bedingt strafmündig sind Jugendliche von 14 -
18 Jahren. Die Begriffe "bedingt schuldfähig"
(dagegen "bedingt deliktsfähig" - im Zivilrecht, s.S. 276) und "beschränkt rechtsfähig"
gibt es nicht (s.S. 225).

11.14	D	Eine beschränkte Strafmündigkeit (A und B) kennt das Jugendgerichtsgesetz nicht. Die bedingte Strafmündigkeit zwischen 14 und 18 Jahren hängt von dem Entwicklungszustand, der geistig-seelischen Reife ab, die deliktsabhängig variieren kann. Bei Schizophrenie im Jugendalter (C) ist bei prinzipieller Strafmündigkeit Schuldunfähigkeit gegeben (s.S. 225, 243).
11.15	C	A, B und D haben zwar wahrscheinlich die Feststellung der unter C genannten Fakten zur Folge, doch kommt es nur auf diese an (s.S. 225).
11.16	B	(s.S. 272).
11.17	E	(s.S. 272).
11.18	C	(s.S. 225, 275).
11.19	D	(s.S. 225, 275).
11.20	B	(s.S. 225 f., 272 ff.).
11.21	A	(s.S. 225 f., 272 ff.).
11.22	D	(s.S. 225 f., 272 ff.).
11.23	E	(s.S. 225 f., 272 ff.).
11.24	B	(s.S. 272 ff.).
11.25	D	Die Gebrechlichkeitspflegschaft steht als minder schwerer Eingriff alternativ neben der Entmündigung (C), sie ist weder an die Zwangseinweisung (A) noch daran gebunden, daß der Betroffene nicht von seiner Familie in Obhut genommen werden kann (B). Dagegen muß er volljährig sein (§ 1910 BGB) (s.S. 275).
11.26	A	Da die Trunksucht und auch die Zahl der damit begründeten Entmündigungen stark zunimmt, wird gerade der Hausarzt oft zu Rate gezogen, wenn sich die Angehörigen über die prozessualen Möglichkeiten und Auswirkungen einer Entmündigung unterrichten wollen. Der Arzt soll deshalb wissen, daß im Gegensatz zur Entmündigung wegen Geisteskrankheit und Geistesschwäche der Staatsanwalt bei Entmündigung wegen Trunksucht kein Antragsrecht hat und daß die Mitwirkung des Ehegatten notwendig ist. Amts- oder Hausarzt haben kein Antragsrecht (s.S. 274).

12. Forensische Sexualmedizin

12.01	B	Durch die Masturbation wird zwar in der Jugend meist die eigene sexuelle Reaktion kennengelernt, dies ist aber nicht der Grund dafür, daß Masturbation bei Jugendlichen in der Regel nicht gesundheitsschädlich ist (s.S. 260).
12.02	D	(s.S. 260).
12.03	A	(s.S. 261).
12.04	C	Dies ist die übliche Formulierung, s. jedoch S. 262.

12.05 D (s.S. 263).
12.06 D (s.S. 263).
12.07 D (s.S. 264).
12.08 D (s.S. 264).
12.09 E (s.S. 264).
12.10 B (s.S. 262).
12.11 E (s.S. 263). Personenstandsänderung jetzt zwar möglich, aber nur auf Antrag des Betroffenen selbst.
12.12 D Homosexuelle Handlungen sind beim Mann nur dann strafbar, wenn der Partner über, der andere unter 18 Jahre alt ist (§ 175 StGB). Der § 182 StGB betrifft nur Mädchen. (s.S. 265).
12.13 D (s.S. 265).
12.14 D (s.S. 265).
12.15 E Eine Voraussetzung für die Zeugung ist die Vereinigung der Sexualorgane nicht, wie sich z.B. aus dem Eintreten von Schwangerschaften nach Insemination ergibt (s.S. 138, 279).
12.16 E Die Ejaculatio praecox ist meist psychisch bedingt (s.S. 280).
12.17 B (s.S. 280).

13. Ärztliche Rechts- und Berufskunde
a) Ausübung der Heilkunde

13.01 C (s.S. 291 f.).
13.02 B (s.S. 291 f.).
13.03 B (s.S. 291 und § 35 AO).
13.04 C (s.S. 291 und § 35 Approbationsordnung vom 28. 10. 1970).
13.05 D In den Fällen 1 - 3 muß die Approbation zurückgenommen werden (s.S. 291).
13.06 E (s.S. 291).
13.07 D Berufsverbot kann nur ein Strafgericht aussprechen. Alle anderen Strafmaßnahmen kann das Berufsgericht aussprechen. Es können auch verschiedene Strafen nebeneinander verhängt werden (s.S. 291).
13.08 D (s.S. 292).
13.09 A (s.S. 292).
13.10 B Die ärztlichen Berufspflichten sind in den Berufsordnungen des Bundes und der Länder geregelt. Die Bundesärztekammer ist eine nicht gesetzlich begründete Arbeitsgemeinschaft der Landesärztekammern. Zuständigkeit und Aufgaben der Berufsgerichte sind in den Kammergesetzen geregelt. Die Bundesärzteordnung gilt nicht nur für deutsche Ärzte, sondern für alle Ärzte, die im Geltungsbereich dieses Gesetzes den ärztlichen Beruf ausüben. Sie regelt vor allem die Voraussetzungen nach Nr. 2 (s.S. 291).

13.11	A	Die unter 3 - 5 genannten Voraussetzungen sind teilweise für die Niederlassung als Kassenarzt erforderlich (s.S. 322).
13.12	E	(s.S. 292).
13.13	D	(s.S. 292 f.).
13.14	B	Das Heilpraktikergesetz enthält keine Vorschrift, wonach eine Zusammenarbeit mit einem Arzt untersagt ist. Dagegen darf der Arzt nach der für ihn verbindlichen Berufsordnung nicht mit einem Heilpraktiker zusammenarbeiten.
13.15	E	Auch eine gerichtliche Anordnung zur Behandlung verpflichtet den Arzt nicht, wenn der Patient widerspricht. Ebensowenig ist der Arzt verpflichtet, eine bestimmte, von dem Patienten gewünschte Behandlung vorzunehmen, wenn dies nicht seinen Vorstellungen von der richtigen Therapie entspricht (s.S. 293 f.).
13.16	C	(s.S. 293). Ein Mitverschulden des Patienten kann sich aus § 254 BGB ergeben, deshalb auch Nr. 5 zutreffend.
13.17	C	Der übliche Behandlungsvertrag des Arztes ist ein Dienstvertrag, der ihn zur erforderlichen Sorgfalt bei Untersuchung und Behandlung verpflichtet, eine Erfolgsgarantie (Heilung) jedoch nicht zum Inhalt hat (s.S. 293).
13.18	C	(s.S. 293).
13.19	E	(s.S. 305).
13.20	A	(s.S. 305).
13.21	C	Der Ausdruck "im Verkehr erforderliche Sorgfalt" entspricht dem Fahrlässigkeitsbegriff des § 276 BGB, d.h. das Verhalten muß so sein, daß ein Schaden möglichst vermieden wird. Nichtbeachtung der eigenüblichen Sorgfalt heißt hier, daß der Arzt nicht einmal die Sorgfalt beachtet, die er in eigenen Angelegenheiten walten ließe. Dies ist aber kein ausreichender Maßstab (s.S. 301).
13.22	A	(s.S. 293 f.).
13.23	A	(s.S. 293 f.).
13.24	B	Der Begriff "Verletzung anderer wichtiger Pflichten" entspricht dem Gesetzestext des § 330 c StGB. Er ist nicht genauer definiert (s.S. 294).
13.25	B	Die Aussage 1 ist richtig. Es könnte z.B. sein, daß der Arzt während der Sprechstunde einen Eingriff unterbrechen müßte, wodurch der behandelte Patient schweren Schaden erleiden würde. In einem solchen Fall kann der Arzt die Hilfeleistung verweigern. Aussage 2 ist jedoch keine passende Begründung für die Aussage 1, weil die bloße Möglichkeit, daß bei einem wartenden Patienten eine Verschlimmerung auftritt, eine Unterlassung der Hilfeleistung des Arztes nicht rechtfertigt (s.S. 294).
13.26	A	(s.S. 295).

b) Der ärztliche Eingriff

13.27 D Das Einverständnis der nächsten Angehörigen ist beim Einwilligungsfähigen keine Voraussetzung für die Rechtfertigung des ärztlichen Eingriffes (s.S. 295).
13.28 A (s.S. 295). Gefährliche Körperverletzung setzt Angriffsabsicht voraus. Auch röntgendiagnostische Maßnahmen sind Eingriffe. Eine Pflegschaft kann auch bei rein körperlichen Gebrechen bestehen.
13.29 E Ein Behandlungsfehler ist, wenn dadurch kein Schaden entsteht, sowohl straf- als auch zivilrechtlich irrelevant (s.S. 301 f.).
13.30 A Zur Einwilligung in einen folgenschweren Eingriff ist grundsätzlich nur der einwilligungsfähige Patient berechtigt. Selbst der Umstand, daß sich erst während eines Eingriffes bei dem in Narkose befindlichen Patienten zeigt, daß ein weitergehender Eingriff medizinisch gesehen sinnvoll wäre, rechtfertigt ihn nur bei vitaler Indikation (s.S. 295 f.).
13.31 E Ein Einverständnis des Ehepartners zu einer Sterilisation ist ebensowenig erforderlich, wie es überhaupt auch bei schwerwiegenden Eingriffen jeglicher Art auf die Zustimmung des Ehepartners zumindest in strafrechtlicher Hinsicht nicht ankommt (s.S. 295, 309 f.).
13.32 A Wie an anderer Stelle (s. Frage 13.59 C) dargelegt wird, empfiehlt es sich jedoch, die ausdrückliche Einwilligung des Patienten möglichst in Gegenwart eines Zeugen einzuholen (s.S. 304).
13.33 B (s.S. 297 ff.).
13.34 C (s.S. 296 f.).
13.35 D Die Einwilligung muß beim einsichtsfähigen Patienten immer vorliegen. Volljährig muß der Patient nicht unbedingt sein. Die medizinische Indikation ist Voraussetzung für einen "Heileingriff". Allerdings könnte der Patient auch zu einem medizinischen Versuch einwilligen, das wäre dann kein Heileingriff. Kunstgerechte Ausführung ist stets notwendig. Bei einem Verstoß gegen die "guten Sitten" wäre die Einwilligung nicht rechtswirksam (s.S. 295 ff.).
13.36 A Eine Einwilligung ohne weitergehende Ermächtigung gilt nur für denjenigen Arzt, dem sie erteilt wurde (s.S. 295).
13.37 E (s.S. 297 f.).
13.38 D (s.S. 297 f.).
13.39 B Eine schonungslose Aufklärung des Patienten z.B. über die Krebsdiagnose kann wegen der damit verbundenen psychischen Belastung des Patienten sogar als Sorgfaltspflichtverletzung angesehen werden (s.S. 300).

13.40 D Medizinische Indikation und Sittenwidrigkeit eines Eingriffs schließen einander aus (s.S. 295 f.).
13.41 E Die unter A - D genannten Voraussetzungen entsprechen den Merkmalen des § 81 a StPO. (s.S. 300 f.).
13.42 C Eine gesetzliche Vorschrift, wonach die körperliche Untersuchung einer Frau nur von einer Ärztin vorgenommen werden darf, gibt es nicht. § 81 d StPO besagt, daß die körperliche Untersuchung einer Frau dann, wenn sie das Schamgefühl verletzen kann, einer Frau oder einem Arzt zu übertragen ist (s.S. 301).
13.43 D Das Grundgesetz sichert zwar dem Staatsbürger die körperliche Unversehrtheit zu, doch bestimmt es auch, daß in dieses Recht auf Grund eines Gesetzes eingegriffen werden darf. Ein solcher Eingriff ist z.B. bei Verdacht einer Straftat unter Alkoholeinfluß, selbst unter Gewaltanwendung zulässig (s.S. 300 f.).
13.44 C Eine ärztliche Hilfeleistungspflicht liegt nur bei Unglücksfällen zum Zwecke der Abwendung weiterer körperlicher Schäden vor. Ansonsten steht es einem Arzt frei, seine Mitwirkung beispielsweise bei einer Blutentnahme zu verweigern, sofern es nicht zu seinen Dienstpflichten (z.B. Amtsarzt, Polizeiarzt) gehört, bei solchen Aufgaben mitzuwirken (s.S. 301).

c) Zwangsunterbringung

13.45 E (s.S. 308 f.).
13.46 D Da beim drohenden Suicid keine Straftat vorliegt, sondern nur eine Selbstgefährdung, kommen Strafprozeßordnung und Strafgesetz nicht in Frage. Die Unterbringungsvorschriften zwecks Beobachtung gemäß der Zivilprozeßordnung gelten nur im Entmündigungsverfahren. Suicidverdacht allein ist kein Entmündigungsgrund (im Sinne von § 6 BGB). Das Bundessozialhilfegesetz verlangt eine geistige Behinderung, unter die nicht eine Depression zu subsumieren ist. Der Arzt muß also wissen, daß hierfür die unterschiedlich formulierten Landesunterbringungsgesetze maßgeblich sind (s.S. 308 f.).
13.47 D Die Antwort A ist zu eng gefaßt, weil §§ 20, 21 StGB auch andere Zustände umfassen. Behandlungsbedürftigkeit ist keine Voraussetzung, da bei der Unterbringung die Sicherung der Allgemeinheit Vorrang vor der Individualtherapie hat. Schwere Straftaten reichen nicht aus, können aber ein Indiz der Gefährlichkeit für

die Allgemeinheit sein. Letztere ist somit
zwar nicht die alleinige, aber obligatorische
Voraussetzung für die Unterbringung (s.S. 270).
13.48 E Nicht erforderlich sind Volljährigkeit und Zusammenhang zwischen Hang und Straftat; es genügt nämlich auch, daß die Tat im Rausch begangen wird (s.S. 270).

d) Insemination

13.49 E Die rechtliche Problematik der heterologen
Insemination ist noch nicht hinreichend geklärt. Es wird Sache der Gerichte sein, wenn
solche Fälle auftreten, eine einheitliche
Rechtsprechung zu erarbeiten. Bis dahin ist
für alle Beteiligten größte Zurückhaltung geboten. Der Ehemann der Mutter kommt zur Unterhaltszahlung in Betracht, wenn das Kind während
der Ehe geboren ist und deshalb bis zur etwaigen
Anfechtung durch den Ehemann als eheliches Kind
gilt, § 1591 BGB. Der Samenspender käme als
Erzeuger und Vater zur Unterhaltspflicht in
Betracht. Neben ihm haften seine Eltern, weil
sie als Großeltern des Kindes ebenfalls unterhaltspflichtig sind. Die Unterhaltspflicht
der Mutter ist in jedem Falle gegeben, auch
der Arzt könnte zur Unterhaltspflicht herangezogen werden, etwa dann, wenn er den Namen
des Samenspenders kennt und rechtswidrigerweise nicht preisgibt, so daß das Kind seinen
wahren Erzeuger nicht verklagen kann (s.S.
309).
13.50 C (s.S. 309).

e) Sterilisation und Kastration

13.51 B (s.S. 309).
13.52 D (s.S. 310).

f) Ärztliche Haftpflicht

13.53 E Ärztlicher Kunstfehler ist ein Verstoß gegen
die allgemein anerkannten Regeln der ärztlichen Wissenschaft (BGH). Eine gesetzliche
Definition gibt es nicht (s.S. 301 f.).
13.54 A (s.S. 301 f.).
13.55 D Ein Behandlungsfehler muß nicht notwendigerweise zu einem Schaden führen, deshalb muß
der Arzt nicht in jedem Falle Schadensersatz
leisten (s.S. 301 f.).

13.56	D	Zu A und B: Wenn es dem Arzt an den zur Diagnostik und Therapie notwendigen Fähigkeiten und Kenntnissen mangelt, kann bereits in der Übernahme des Falles eine Sorgfaltspflichtverletzung liegen. Zu C: Die genügende Aufklärung ist Voraussetzung für die rechtswirksame Einwilligung in einen ärztlichen Eingriff. Zu E: Von der richtigen Niederschrift diktierter Verordnungen muß sich der Arzt nach der Rechtsprechung grundsätzlich überzeugen. Zu D: Für einen Mißerfolg haftet der Arzt bei gewissenhaftem Handeln nicht (s.S. 301 f.).
13.57	A	(s.S. 303 f.).
13.58	A	(s.S. 303 f.).
13.59	C	(s.S. 303 f.).
13.60	E	Die hier genannten Einzelmerkmale entsprechen dem von der Rechtsprechung entwickelten strafrechtlichen Fahrlässigkeitsbegriff (s.S. 301).
13.61	C	Zu 1: Handeln gegen die anerkannten Regeln der ärztlichen Kunst ist zwar ein "Kunstfehler" im weitesten Sinn des Wortes, aber nicht ohne weiteres fahrlässiges Handeln. Zu 2: Der Behandlungsfehler begründet als solcher nur dann den Vorwurf der Fahrlässigkeit, wenn der Fehler vorwerfbar war. Zu 3 und 5: Zur Belehrung eines Kollegen über fehlerhafte Behandlung und zur Überwachung der richtigen Ausführung einer Rezeptur durch den Apotheker ist der Arzt nicht verpflichtet (s.S. 301 f.).
13.62	B	Der Begriff der Fahrlässigkeit muß vom Kausalitätsbegriff unterschieden werden (s.S. 286 f. und 301).

g) Arzt-Patient-Vertrag

13.63	D	(s.S. 293).
13.64	D	Das bloße Überbringen begründet für sich allein noch keinen eigenen Verpflichtungswillen des Patienten; ein Vertragsverhältnis zwischen Patient und Laborarzt kann aber bei besonderen Fällen begründet werden (s.S. 304 f.).
13.65	C	(s.S. 293).
13.66	C	(s.S. 305).
13.67	E	(s.S. 305).
13.68	E	Der Arzt muß sich nicht selbst belasten (s.S. 304).

h) Klinische Prüfungen und wissenschaftliche Versuche

13.69 A Ein Versuch am Menschen ist, sofern Lebensgefahr besteht - mag diese Gefahr noch so gering sein - auf alle Fälle sittenwidrig (§ 226 a StGB), so daß auch eine Einwilligung die Rechtswidrigkeit nicht beseitigt (s.S. 305).
13.70 E (s.S. 305).
13.71 D (s.S. 305).
13.72 B Die erhöhte Sorgfaltspflicht begründet nicht den Umfang der Aufklärungspflicht des Arztes (s.S. 305).

i) Gutachten

13.73 A Der oben angegebene Gutachtenaufbau ist grundsätzlich zu empfehlen, er ist jedoch nicht obligatorisch. Wenn Versicherungen Gutachtenformulare vorlegen, so sollte man diese verwenden. Vielfach verlangen aber auch Versicherungen ausführliche Gutachten. Dann hält man sich am besten an das genannte Schema (s.S. 284 ff.).
13.74 A Zu 2: Ein "ärztliches Attest" darf nur ein Arzt ausstellen.
Zu 3: Wer als Arzt ein unrichtiges Zeugnis über den Gesundheitszustand eines Menschen zum Gebrauch bei einer Behörde oder Versicherungsgesellschaft ausstellt, macht sich strafbar. Selbstverständlich kann ein Attest auch für andere Zwecke ausgestellt werden.
Zu 4: Nach der Rechtsprechung darf ein Attest nicht ohne Untersuchung ausgestellt werden.
Zu 5: Eine Frist, nach welcher das Attest seine Gültigkeit verliert, besteht nicht (s.S. 284).
13.75 D (s.S. 286 ff.).
13.76 C Der hier genannte Text ist der Rechtssatz des Reichsgerichts, mit dem der Begriff "an Sicherheit grenzende Wahrscheinlichkeit" in noch heute gültiger Weise definiert ist. Ein Wahrscheinlichkeitsgrad von 99 % reicht hierfür noch nicht aus (s.S. 289).
13.77 E Die bei der gutachtlichen Äußerung grundsätzlich bestehende Möglichkeit, daß ein gegenteiliger Sachverhalt in Betracht kommt, bedeutet nicht, daß die Bewertung "an Sicherheit grenzende Wahrscheinlichkeit" nicht angewandt werden darf. Der Sachverständige hat vielmehr sorgfältig zu prüfen, ob unter den gegebenen Umständen für den gegenteiligen Sachverhalt Anhaltspunkte bestehen. Ist dies nicht der Fall, so ist die Bewertung seiner Aussage "mit an Sicherheit grenzender Wahrscheinlichkeit"

gerechtfertigt. Die bloße (theoretische) Möglichkeit eines gegenteiligen Sachverhalts bleibt weiterhin bestehen. Die hin und wieder gebrauchte Redewendung, in der Biologie sei alles möglich, sollte man unbedingt vermeiden, weil sie in ihrer verallgemeinernden Form oft Verwirrung stiftet (s.S. 286 f.).

13.78 E Je nach Lage des Falles kann jede der aufgeführten rechtlichen Möglichkeiten in Betracht kommen, u.U. auch mehrere gleichzeitig (s.S. 281 ff.).
13.79 C Der hier angeführte Text entspricht dem Wortlaut des § 278 StGB. Nach der Rechtsprechung erfüllt die falsche Angabe des Untersuchungszeitpunkts den Tatbestand nicht (dagegen ist er dann gegeben, wenn das Attest ohne Untersuchung ausgestellt wird) (s.S. 282).
13.80 D (s.S. 301).
13.81 B (s.S. 301).
13.82 A (s.S. 282).
13.83 A (s.S. 282).

j) Schweigepflicht

13.84 E (s.S. 305 ff.).
13.85 A (s.S. 305 ff.).
13.86 E (s.S. 305 ff.).
13.87 E (s.S. 305 ff.).
13.88 E Der ärztliche Befund einer Einstellungsuntersuchung unterliegt der ärztlichen Schweigepflicht. Ohne ausdrückliches weitergehendes Einverständnis des Untersuchten ist dem Arbeitgeber lediglich mitzuteilen, ob der Untersuchte für die vorgesehene Tätigkeit gesundheitlich geeignet oder nicht geeignet ist (s.S. 307).
13.89 B (s.S. 305 ff.).
13.90 D Die ärztliche Schweigepflicht besteht nach dem Tod weiter, weil das Persönlichkeitsrecht des Patienten zwar mit dem Tode erlischt, jedoch nach juristischer Auffassung insoweit fortwirkt (s.S. 307).
13.91 E (s.S. 305 ff.).
13.92 D (s.S. 305 ff.).
13.93 D Die Bundesärzteordnung enthält keine Bestimmung, nach welcher der Arzt die Schweigepflicht zu durchbrechen hat. Im übrigen s.S. 305 ff.
13.94 E Der Heilpraktiker fällt nicht unter die Personen, die im § 203 StGB erwähnt sind, weil er nicht eine Berufsbezeichnung führt, die eine staatlich geregelte Ausbildung erfordert. Der Tierarzt ist dagegen ausdrücklich erwähnt. Die Krankenschwester gehört zu den berufsmäßig tätigen Gehilfen des Arztes, welche der Schweigepflicht ebenfalls unterliegen (s.S. 305).

13.95 D Eine Abtreibung gehört auch dann, wenn es sich um einen Wiederholungsfall handelt, nicht zu den nach § 138 StGB anzeigepflichtigen Verbrechen. Für den Arzt gilt im übrigen § 139 StGB, wonach nur geplanter Mord, Totschlag oder Völkermord mitgeteilt werden müssen (s.S. 308).
13.96 D (s.S. 307 f.).
13.97 C Ein Tod an Virusgrippe ist nach dem Bundesseuchengesetz meldepflichtig (s.S. 308).

14. Versicherungsmedizin

14.01 E (s.S. 317).
14.02 D Träger der sozialen Krankenversicherung sind die Krankenkassen. Die kassenärztlichen Vereinigungen haben die Aufgabe, die kassenärztliche Versorgung sicherzustellen (s.S. 317 ff.).
14.03 D (s.S. 318).
14.04 E (s.S. 320 f.).
14.05 E In der Regel - mit Ausnahme von Notfällen - dürfen Kassenpatienten nur Kassenärzte in Anspruch nehmen. Kassenärzte erhalten von der Kasse eine Vergütung. Frei niedergelassene Ärzte können in der Regel keine Honorarforderungen an die Kasse stellen (s.S. 322 f.).
14.06 A (s.S. 322 f.).
14.07 E (s.S. 329 f.).
14.08 B (s.S. 329).
14.09 C (s.S. 339).
14.10 C (s.S. 340 f.).
14.11 A (s.S. 326).
14.12 C Ein Ertrinken ist ein plötzlich von außen kommendes Geschehen, damit ein Unfall. Es kann aber nach einem Ohnmachtsanfall (z.B. durch Coronarinsuffizienz) zustande kommen, was im Sinne eines Ausschlusses der privaten Unfallversicherungsleistung gewertet wird (s.S. 315 f.).
14.13 D (s.S. 329 f.).
14.14 A Nach den allgemeinen Versicherungsbedinungen bei der Unfallversicherung sind Unfälle infolge von Geistes- oder Bewußtseinsstörung nicht gedeckt (s.S. 315 f.).

Anhang
Fragen des Instituts
für Medizinische und Pharmazeutische
Prüfungsfragen (IMPP) in Mainz

| 1 | 01.01.01 | Fragentyp D |

Beweisend für den Hirntod

(1) sind weite lichtstarre Pupillen
(2) ist ein Null-Linien-Elektroenzephalogramm über eine Stunde
(3) ist der Ausfall der spinalen Reflexe

(A) Keine der Aussagen trifft zu
(B) nur 2 ist richtig
(C) nur 1 und 2 sind richtig
(D) nur 2 und 3 sind richtig
(E) 1 - 3 = alle sind richtig

| 2 | 01.02.01 | Fragentyp A |

Welche Aussage trifft zu?
Totenflecken entstehen primär durch

(A) Hämostase
(B) Hämolyse
(C) Hypostase
(D) Austritt von Blut aus Kapillaren und Venolen
(E) keine dieser Möglichkeiten

| 3 | 01.02.01 | Fragentyp A |

Welche Aussage trifft zu?
Die Totenstarre bildet sich einige Zeit nach gewaltsamer Lösung wieder aus, wenn

(A) die Totenstarre nicht in allen Muskelfasern ausgeprägt war
(B) der ATP-Gehalt der Muskulatur extrem niedrig ist
(C) die Umgebungstemperatur nicht höher als 20 °C liegt
(D) die Umgebungstemperatur über 20 °C liegt
(E) bereits eine vermehrte autolytische Enzymaktivität vorhanden war

| 4 | 01.02.01 | Fragentyp A |

Welche Aussage trifft zu?

Totenflecken treten beim plötzlichen Tod frühestens auf nach

(A) 30 Minuten
(B) 1 1/2 Stunden
(C) 3 Stunden
(D) 6 Stunden
(E) 9 Stunden

| 5 | 01.02.01 | Fragentyp D |

Die Totenstarre betrifft die

(1) glatte Muskulatur
(2) quergestreifte Muskulatur
(3) Herzmuskulatur

(A) nur 2 ist richtig
(B) nur 1 und 2 sind richtig
(C) nur 1 und 3 sind richtig
(D) nur 2 und 3 sind richtig
(E) 1 - 3 = alle sind richtig

| 6 | 01.02.01 | Fragentyp D |

Welche der folgenden Befunde sind unsichere Todeszeichen?

(1) Pulslosigkeit
(2) Atemstillstand
(3) Abkühlung
(4) Reflexlosigkeit
(5) Totenflecken

(A) nur 4 ist richtig
(B) nur 1, 2 und 3 sind richtig
(C) nur 1, 2 und 4 sind richtig

(D) nur 1, 2, 3 und 4 sind richtig
(E) 1 - 5 = alle sind richtig

---

7 01.02.02 Fragentyp D

Rote Totenflecken kommen vor bei

(1) CO-Vergiftung
(2) Schlafmittelvergiftung
(3) Blausäurevergiftung
(4) Zyannatriumvergiftung

(A) nur 1 ist richtig
(B) nur 1 und 3 sind richtig
(C) nur 2 und 3 sind richtig
(D) nur 1, 3 und 4 sind richtig
(E) 1 - 4 = alle sind richtig

---

8 01.03.01 Fragentyp D

Aufgabe des Leichenschauers ist neben der Feststellung des Todes die

(1) Feststellung der Todesart
(2) Anordnung einer gerichtlichen Leichenöffnung bei gewaltsamen Todesfällen
(3) Verständigung des Amtsarztes bei Seuchenfällen
(4) Verständigung des Amtsarztes vor einer Feuerbestattung

(A) nur 1 ist richtig
(B) nur 1 und 3 sind richtig
(C) nur 1, 2 und 3 sind richtig
(D) nur 1, 3 und 4 sind richtig
(E) 1 - 4 = alle sind richtig

9   01.03.01   Fragentyp A

Welches ist die Haupttodesursache in der Altersgruppe der 15-25jährigen Männer?

(A) Verkehrsunfälle
(B) Leukämie
(C) Kreislaufkrankheiten
(D) Selbstmord
(E) Maligne Tumoren

10   01.03.01   Fragentyp D

Die Leichenschaudiagnose "natürlicher Tod"

(1) erfordert die Kenntnis der Vorgeschichte
(2) darf nur gestellt werden, wenn der Todeseintritt beobachtet wurde
(3) ist auch bei meldepflichtigen Infektionskrankheiten zulässig
(4) ist beim Vorhandensein von äußeren Verletzungen nicht zulässig
(5) darf nur der behandelnde Arzt stellen

(A) nur 1 und 3 sind richtig
(B) nur 1 und 5 sind richtig
(C) nur 2 und 4 sind richtig
(D) nur 1, 4 und 5 sind richtig
(E) nur 2, 4 und 5 sind richtig

11   01.03.02   Fragentyp C

Beim "plötzlichen Tod" muß der Arzt "nicht-natürlicher Tod" oder "nicht-geklärte Todesart" im Leichenschauschein ankreuzen,

weil

beim "plötzlichen Tod" grundsätzlich ein nicht-natürlicher Tod in Betracht zu ziehen ist.

12   01.03.05   Fragentyp A

Welche Aussage trifft zu?
Die Durchführung einer Leichenöffnung kann erzwungen werden nach

(A) dem Strafgesetzbuch
(B) dem Bundesseuchengesetz
(C) der Reichsversicherungsordnung
(D) den Leichenschaugesetzen
(E) keinem dieser Gesetze

13   01.04.01   Fragentyp A

Welche Aussage trifft zu?
Die häufigste Todesursache beim plötzlichen Kindstod ist

(A) eine Aspiration von Mageninhalt nach Erbrechen
(B) eine Meningitis
(C) eine Otitis media
(D) eine Enteritis
(E) keine der obigen Ursachen

14   02.01.01   Fragentyp A

Den in (A) - (E) aufgeführten Verletzungsfolgen sind strafrechtliche Verletzungsqualifikationen zugeordnet. Welche dieser Zuordnungen trifft nicht zu?

(A) Oberflächliche bis in die Muskulatur reichende Stilettstichwunde an der Brust - leichte Körperletzung
(B) In die Brusthöhle eingedrungener Messerstich mit Lungenverletzung - gefährliche Körperverletzung
(C) Verlust der Sehfähigkeit nach Salzsäureattentat - schwere Körperverletzung
(D) Unterarmbruch nach Handkantenschlag - leichte Körperverletzung
(E) Kopfplatzwunde nach Schlag mit Holzknüppel - gefährliche Körperverletzung

15   02.02.01   Fragentyp C

Eine Wunde mit glatten Rändern kann keine Platzwunde sein,

weil

die Wundränder bei durch stumpfe Gewalt verursachten Wunden immer unregelmäßig sind.

16   02.04.01   Fragentyp C

Blutaustritte in der Haut sind ein Zeichen vitaler Reaktion,

weil

Blutaustritte nur bei erhaltener Kreislauffunktion entstehen.

17   02.04.01   Fragentyp D

"Verbluten" als Todesursache ist

(1) nur durch Obduktion sicher nachweisbar
(2) häufig an charakteristischen Organbefunden nachweisbar
(3) nur bei Kenntnis der aus der Gefäßbahn ausgetretenen Blutmenge feststellbar
(4) beim Neugeborenen anzunehmen, wenn die Nabelschnur beim Durchtrennen nicht abgebunden war (Kindstötung)

(A) nur 1 ist richtig
(B) nur 1 und 2 sind richtig
(C) nur 2 und 4 sind richtig
(D) nur 1, 2 und 3 sind richtig
(E) nur 2, 3 und 4 sind richtig

18   02.04.01   Fragentyp C

Vital entstandene Hautabschürfungen sind von postmortalen durch die Farbe zu unterscheiden,

weil

vitale Hautabschürfungen blutunterlaufen und daher bräunlich-rot, postmortale dagegen blaß sind.

19   02.05.02   Fragentyp D

Ein Schlag mit dem Hammer auf das rechte Ohr kann folgende typischen Bruchformen zur Folge haben:

(1) Querbruch der Schädelbasis
(2) Ringbruch der Schädelbasis
(3) doppelter Längsbruch an der Schädelbasis
(4) Impressionsfrakturen an der Temporalschuppe
(5) Berstungsbruch am Schädeldach

(A) nur 1 und 2 sind richtig
(B) nur 1 und 4 sind richtig
(C) nur 1, 2 und 3 sind richtig
(D) nur 2, 3 und 4 sind richtig
(E) 1 - 5 = alle sind richtig

20   02.06.02   Fragentyp A

Ein deutlich nach Alkohol riechender Fußgänger wird stark benommen aufgefunden. Welche differentialdiagnostische Überlegung ist wegen der therapeutischen Konsequenzen vordringlich?

(A) Alkoholischer Rausch
(B) Intrakranielle Blutung
(C) Contusio cerebri
(D) Commotio cerebri
(E) Unterkühlung

| 21 | 02.07.01 | Fragentyp A |

Ein Fußgänger wird von einem PKW, dessen Fahrer den Wagen nicht mehr rechtzeitig zum Stehen bringen kann, von hinten angefahren und von der Stoßstange erfaßt. Welche Verletzung ist typisch für diesen Unfallhergang?

(A) Komplizierte (offene) Tibiafraktur ohne Fibulafraktur

(B) Ablederungshöhle an der Anstoßstelle und Schenkelhalsfraktur

(C) Torsionsfraktur der Tibia

(D) Kreuzbandriß im Kniegelenk

(E) Unterschenkelfraktur, die tiefer liegt als die Stoßstange

| 22 | 02.07.01 | Fragentyp A |

Nach einem Verkehrsunfall flüchten die Insassen des PKW.
Welcher Befund weist am ehesten auf den Fahrer hin?

(A) Brustkorbquetschung und Sternalfraktur

(B) Suprakondyläre Oberschenkelfraktur

(C) Glassplitterverletzungen im Gesicht

(D) Radiusfraktur

(E) Bänderzerrung an der HWS

| 23 | 02.07.01 | Fragentyp D |

Folgende Befunde sind bei einem Anstoß eines Fußgängers von hinten durch einen Lastwagen auf ebener Straße wahrscheinlich:

(1) Platzwunde im Hinterhauptsbereich

(2) Rippenserienbrüche paravertebral

(3) Tibiafrakturen

(4) Querbruch der Schädelbasis

(5) längsgerichtete Schürfungen an den Schuhsohlen

(A) nur 1 und 3 sind richtig
(B) nur 1, 2 und 4 sind richtig
(C) nur 1, 2 und 5 sind richtig
(D) nur 2, 3 und 5 sind richtig
(E) 1 - 5 = alle sind richtig

24   02.07.02   Fragentyp C

Ein Sturz von einer Brücke aus 40 m Höhe auf weichen Wiesengrund muß mit schweren, äußerlich erkennbaren Verletzungen einhergehen,

weil

ein freier Fall auf Erdreich aus 40 m Höhe stets tödlich verläuft.

25   02.09.01   Fragentyp C

Der Beweis einer Vergewaltigung hat den Spermanachweis beim Opfer zur Voraussetzung,

weil

der außereheliche "Beischlaf" ein Tatbestandsmerkmal der Vergewaltigung ist.

26   02.10.03   Fragentyp A

Wieviele Stunden ein Neugeborenes gelebt hat, kann nur näherungsweise geschätzt werden.
Welcher Befund ist am wichtigsten?

(A) Luftfüllung des Dünndarms
(B) Mekoniumverteilung im Darm
(C) Mikroskopischer Befund im Mageninhalt
(D) Entfaltungszustand der Lungen
(E) Mikroskopischer Befund an der Geburtsgeschwulst

27 02.10.05 Fragentyp A

Eine Frau behauptet eine "Sturzgeburt".
Welche Tatsache widerspricht dieser Einlassung?

(A) Die Frau ist Mehrgebärende.
(B) Die Frau hat keine Dammverletzung.
(C) Das Kind ist reif und von durchschnittlicher Größe.
(D) Das Kind hat eine ausgeprägte Geburtsgeschwulst am Hinterkopf.
(E) Die Nabelschnur ist scharf durchtrennt.

28 02.12.01 Fragentyp A

Der absolute Nahschuß erzeugt charakteristische Veränderungen an der Haut (z.B. Schläfe). Welche der folgenden Veränderungen gehört nicht dazu?

(A) Schmauchhöhle
(B) Sternförmige Platzwunde
(C) Stanzmarke auf der Haut
(D) Unterminierung der Haut im Bereich des Einschusses
(E) Kleine Einschußöffnung

29 02.12.02 Fragentyp C

Beim Fernschuß läßt sich Ein- und Ausschuß leichter als beim Nahschuß unterscheiden,

weil

die Einschußöffnung beim Fernschuß stets kleiner als die Ausschußöffnung ist.

30 02.12.04 Fragentyp C

Ein Rechtshänder wird mit einem Einschuß im Mundbereich tot aufgefunden. Die rechte Hand der Leiche umfaßt die Waffe, aus der nach späteren Ermittlungen der Schuß im Stehen abgegeben wurde.

Ein Suizid ist in diesem Fall nicht wahrscheinlich,

<u>weil</u>

sich bei einem Suizid von Rechtshändern mit einer Schußwaffe der Einschuß häufig in der rechten Schläfengegend findet.

---

31   02.12.04   Fragentyp C

Der Revolver in der Hand eines zu Boden gestürzten, durch Schläfenschuß Getöteten spricht für Suizid,

<u>weil</u>

bei Schuß in die Schläfe regelmäßig sofortige Handlungsunfähigkeit eintritt.

---

32   03.01.03   Fragentyp A

Welche Aussage trifft <u>nicht</u> zu?

Zu den allgemeinen Erstickungszeichen rechnet man:

(A) Ekchymosen unter den serösen Häuten

(B) Zyanose und Gedunsenheit des Gesichts

(C) Hyperämie der Leber

(D) punktförmige Blutungen in der Haut und in den Schleimhäuten des Gesichts

(E) Hyperämie der Milz

33   03.01.04   Fragentyp D

Erwürgen verursacht:

(1) Drosselmarke
(2) Zungenbeinbruch
(3) kratzerartige Hautverletzungen, oft beiderseits vom Kehlkopf
(4) gedunsenes Gesicht, Bindehautblutungen

(A) nur 4 ist richtig
(B) nur 2 und 3 sind richtig
(C) nur 3 und 4 sind richtig
(D) nur 2, 3 und 4 sind richtig
(E) 1 - 4 = alle sind richtig

34   03.01.04   Fragentyp C

Der Tod durch Erhängen erfolgt an äußerer Erstickung,

weil

beim Erhängen durch Zuschnüren des Halses die Luftwege verlegt werden.

35   03.01.07   Fragentyp C

Bei Auffinden eines Erhängten in halbsitzender Stellung ist Tötung durch fremde Hand anzunehmen,

weil

bei Suizid durch Erhängen überwiegend der Körper frei oder fast frei hängt.

36   04.01.01   Fragentyp D

Der Spättod nach ausgedehnten Verbrennungen kann beruhen auf

(1) toxischer Schädigung durch Eiweißabbauprodukte
(2) Urämie

(3) septischen Zuständen
(4) Blutungen aus Magengeschwüren
(5) Pneumonie

(A) nur 1 und 3 sind richtig
(B) nur 2 und 3 sind richtig
(C) nur 1, 2 und 5 sind richtig
(D) nur 1, 2, 3 und 4 sind richtig
(E) 1 - 5 = alle sind richtig

---

37   04.01.02   Fragentyp D

Der Tod durch Unterkühlung ist durch folgende Befunde bewiesen:

(1) hellrote Totenflecken
(2) mangelhafte Bekleidung des Toten bei Außentemperaturen von + 3° C
(3) blaurote Flecken im Patellarbereich
(4) Gänsehaut
(5) Fehlen von Zeichen einer Gewalteinwirkung

(A) durch keinen der Befunde
(B) nur durch 2 und 5
(C) nur durch 1, 2 und 3
(D) nur durch 2, 3 und 4
(E) nur durch 2, 3 und 5

---

38   04.01.02   Fragentyp A

Bei welcher Körperkerntemperatur wird eine akute allgemeine exogene Hypothermie lebensgefährlich?

(A) Bei 35 °C
(B) Bei 32 °C
(C) Bei 30 °C
(D) Bei 25 °C
(E) Keine der genannten Temperaturen liegt im kritischen Bereich.

39   05.01.01   Fragentyp D

Wegen der Gefahr eines tödlichen Kammerflimmerns ist der Durchgang von elektrischem Strom durch den menschlichen Körper besonders gefährlich bei einem Stromweg

(1) durch den Kopf
(2) von der rechten Hand zur linken Hand
(3) vom rechten Bein zum linken Bein
(4) vom linken Arm zum rechten Bein
(5) vom linken Arm zum linken Bein

(A) nur 1 ist richtig
(B) nur 1 und 4 sind richtig
(C) nur 2 und 4 sind richtig
(D) nur 2, 4 und 5 sind richtig
(E) 1 - 5 = alle sind richtig

40   05.01.02   Fragentyp D

Charakteristische Merkmale einer Strommarke sind:

(1) zentrale Eindellung und wallartiger Rand
(2) Rötung im Zentrum
(3) Wabenbildung in der Hornschicht
(4) Kernausziehungen in der Basalschicht
(5) Mikroblutungen im Corium

(A) nur 1, 2 und 3 sind richtig
(B) nur 1, 2 und 4 sind richtig
(C) nur 1, 3 und 4 sind richtig
(D) nur 2, 4 und 5 sind richtig
(E) nur 2, 3, 4 und 5 sind richtig

41 06.01.01 Fragentyp C

Handlungen, deren Wirkung vor Abschluß der Einnistung des befruchteten Eies in der Gebärmutter eintritt, gelten nicht als Schwangerschaftsabbruch im Sinne des geltenden Rechts,

weil

die befruchtete Eizelle in einem Teil der Fälle vor der Einnistung in der Gebärmutter spontan abgeht.

42 07.01.02 Fragentyp D

Welche der folgenden Blutgruppeneigenschaften beruhen auf vererbbaren Merkmalen von Erythrocytenmembranen?

(1) Hp (Haptoglobin)

(2) Fy (Duffy)

(3) Rh (Rhesus)

(4) Gc (Group specific component)

(5) Gm (Gammaglobulin)

(A) Keine

(B) nur 2

(C) nur 1 und 4

(D) nur 2 und 3

(E) nur 3, 4 und 5

43   07.01.02   Fragentyp A

Nachstehend finden Sie die (gekürzten) Blutgruppenformeln von Kind und Kindesmutter:

Kind A_2 MNSS

Kindesmutter A_1 MMSs

Welcher der Männer A-E ist als Erzeuger <u>nicht</u> auszuschließen?

(A) A_2 MNss

(B)   O   MMSs

(C)   B   NNSs

(D) A_1B MNSs

(E)   O   MMSS

---

44   07.01.02   Fragentyp C

Bei Vaterschaftsgutachten muß die Bestimmung der ABO-Merkmale des Blutes durch die Gegenprobe, d.h. die Bestimmungen der Serumeigenschaften, ergänzt werden,

weil

nur die Bestimmung der Serumeigenschaften eine klare Zuordnung zu den Untergruppen zuläßt.

---

45   07.01.02   Fragentyp A

Welche Aussage trifft zu?

Die Merkmale des ABO-Systems

(A) sind in der Regel auf die Blutbestandteile beschränkt

(B) kommen nur beim Menschen vor

(C) sind auch im hämolytischen Blut nachweisbar

(D) lassen sich mit enzymatischen Methoden besonders leicht nachweisen

(E) sind nach Austrocknen des Blutes durch Aktivitätsverlust schon nach wenigen Tagen nicht mehr sicher erkennbar

46	07.01.02	Fragentyp D

Das Tragzeitgutachten basiert in erster Linie auf

(1) Dauer und Stärke der letzten Periode
(2) Reifezeichen des Neugeborenen
(3) Beiwohnungstermin
(4) Feststellung der ersten Kindsbewegungen

(A) nur 1 und 3 sind richtig
(B) nur 1 und 4 sind richtig
(C) nur 2 und 3 sind richtig
(D) nur 2 und 4 sind richtig
(E) 1 - 4 = alle sind richtig

47	07.01.02	Fragentyp C

Eltern mit den Blutgruppen A_1 und A_2 können nur Kinder mit der Blutgruppe A_1 haben,

weil

das Blutgruppenmerkmal A_1 dominant über das Merkmal A_2 ist.

48	08.01.01	Fragentyp D

Eine Geschlechtsdifferenzierung durch spurenkundliche Untersuchung ist möglich durch

(1) Nachweis von Barrschen Körperchen in Hautzellen
(2) Nachweis von Y-Chromatin in Lymphocyten
(3) Nachweis von Drumsticks in Leukocyten
(4) Nachweis von Porphyrin in Haarwurzelzellen
(5) die Struktur der Cuticula des Haares

(A) nur 2 ist richtig
(B) nur 1 und 3 sind richtig
(C) nur 4 und 5 sind richtig
(D) nur 1, 2 und 3 sind richtig
(E) 1 - 5 = alle sind richtig

49   08.01.02   Fragentyp A

Wie sichern Sie am besten eine an der Windschutzscheibe eines Kraftfahrzeugs befindliche Blutkruste zu Asservierung und nachfolgenden Blutgruppenbestimmung?

(A) durch Auflösen mit physiologischer NaCl-Lösung
(B) durch Abkratzen der Blutspur
(C) durch Abwischen der Spur mit sterilem Tuch
(D) mit der Klebebandmethode
(E) Keine dieser Methoden ist zu der Sicherung von Spuren geeignet.

50   08.01.03   Fragentyp A

Welche der aufgeführten Methoden zum qualitativen Blutnachweis ist unspezifisch?

(A) Porphyrinprobe
(B) Spektroskopischer Nachweis von Hb
(C) Mikroskopische Darstellung von Erythrocyten
(D) Kristallreaktionen
(E) Benzidinprobe

51   08.01.04   Fragentyp A

Welche Aussage trifft zu?
Die Blutgruppensubstanzen des ABO-Systems werden mit den Körpersekreten

(A) nicht ausgeschieden
(B) von ca. 20 % der Bevölkerung ausgeschieden
(C) vom überwiegenden Teil der Bevölkerung ausgeschieden
(D) nur bei bestimmten Krankheiten ausgeschieden
(E) von allen Menschen ausgeschieden

52   08.01.04   Fragentyp A

Welche Aussage trifft zu?
Die Identifizierung von Scheidensekretspuren erfolgt durch den Nachweis von

(A) polygonalen, rundkernigen Epithelien in der Papanicolaou-Färbung
(B) grampositiven Stäbchen in Ketten neben Muzin bei einem pH-Wert von 4 bis 4,5
(C) glykogenhaltigen Plattenepithelien
(D) organspezifischem Protein mit absorbiertem Spezialserum
(E) Östrogen- bzw. Progesteron-Metaboliten im Ätherextrakt

53   08.02.04   Fragentyp A

Welche Aussage trifft zu?
Das Auftreten von Fäulnisveränderungen an der Leiche ist in der Regel zuerst zu beobachten

(A) an den Akren
(B) an den Augäpfeln
(C) am Unterbauch
(D) am Scrotum
(E) an abhängigen Körperstellen

54 09.01.01 Fragentyp D

Die kriminelle Beibringung von Schädlingsbekämpfungsmitteln aus der Klasse der Phosphorsäureester wird durch folgende Eigenschaften der Gifte erleichtert:

(1) bereits in Milligrammengen toxisch wirksam
(2) geruch- und geschmacklos
(3) leicht erhältlich
(4) analytisch nicht nachweisbar

(A) nur 3 ist richtig
(B) nur 1 und 2 sind richtig
(C) nur 1 und 3 sind richtig
(D) nur 2, 3 und 4 sind richtig
(E) 1 - 4 = alle sind richtig

55 09.01.02 Fragentyp A

Welche Aussage trifft zu?
Bei Verdacht auf eine Vergiftung spricht eine stundenlange Bewußtlosigkeit mit anfänglichem Erbrechen am ehesten für

(A) Arsenik
(B) Heroin
(C) E 605
(D) Äthylalkohol
(E) Insulinüberdosierung

56 09.01.02 Fragentyp D

Blau-violette Totenflecken kommen vor bei:

(1) CO-Vergiftung
(2) äußerer Erstickung
(3) Schlafmittelvergiftung
(4) Blausäurevergiftung

(A) nur 4 ist richtig

(B) nur 2 und 3 sind richtig

(C) nur 2 und 4 sind richtig

(D) nur 3 und 4 sind richtig

(E) 1 - 4 = alle sind richtig

57 09.01.04 Fragentyp A

Welches ist an Leichen die häufigste Ursache von flüssigkeitsgefüllten Hautblasen an Druckstellen, speziell an Fingern, Knien und Knöcheln?

(A) CO-Vergiftung

(B) Psychopharmaka-Intoxikation

(C) Anaphylaktischer Schock

(D) Erfrierung

(E) Barbituratvergiftung

58 09.01.04 Fragentyp A

Welche Aussage trifft zu?
Hautblasen mit wäßrigem Inhalt an Aufliegestellen sind bei einer Leiche ein Hinweis auf

(A) vitale Reaktion nach traumatischer Einwirkung

(B) Barbituratvergiftung

(C) beginnende Fäulnis

(D) Einwirkung elektrischen Stromes

(E) Extravasate nach Totenfleckenbildung

| 59 | 10.03.01 | Fragentyp A |

Welche Aussage trifft zu?

"Restalkohol" ist

(A) die Alkoholmenge, die nicht von der Leber metabolisiert wird

(B) die Alkoholmenge, die kurz vor Fahrtantritt noch getrunken wurde

(C) die Alkoholmenge, die im Körper von vorangegangener Alkoholaufnahme nach Nachtruhe noch zurückgeblieben ist

(D) die Alkoholmenge, die beim rechnerischen Vergleich zwischen festgestellter Alkoholkonzentration und angegebenem Alkoholkonsum als Differenz verbleibt

(E) Keine der Aussagen trifft zu.

| 60 | 10.03.05 | Fragentyp A |

Welche Aussage trifft zu?

Im Strafrecht ist eine absolute Fahruntüchtigkeit allein durch die Blutalkoholkonzentration bereits bewiesen

(A) ab 0,8 g/kg Blutalkoholkonzentration

(B) ab 1,0 g/kg Blutalkoholkonzentration

(C) ab 1,3 g/kg Blutalkoholkonzentration

(D) ab 1,5 g/kg Blutalkoholkonzentration

(E) Keine der Aussagen trifft zu.

| 61 | 11.01.01 | Fragentyp D |

Wenn jemand im Alkohol-Vollrausch eine Straftat begeht, kann er gegebenenfalls

(1) wegen fahrlässiger Herbeiführung des Alkoholrausches bestraft werden

(2) trotz Vorliegens von Schuldunfähigkeit wegen der Tat bestraft werden

(3) nur bestraft werden, wenn er sich vorsätzlich betrunken hat

(4) nur wegen actio libera in causa bestraft werden, wenn er die Tat vor dem Rausch geplant hat

(A) nur 1 ist richtig
(B) nur 2 ist richtig
(C) nur 1 und 2 sind richtig
(D) nur 2 und 3 sind richtig
(E) nur 1, 2 und 4 sind richtig

62   11.01.03   Fragentyp D

Entmündigung kann ausgesprochen werden wegen

(1) Geistesschwäche
(2) Trunksucht
(3) Gebrechlichkeit
(4) Verschwendung

(A) nur 1 ist richtig
(B) nur 2 ist richtig
(C) nur 1, 2 und 3 sind richtig
(D) nur 1, 2 und 4 sind richtig
(E) 1 - 4 = alle sind richtig

63   11.01.03   Fragentyp A

Welche Aussage trifft zu?
Schuldunfähig im Strafrecht ist kraft Gesetzes, wer zur Zeit der Tat

(A) ohne Vorsatz handelt
(B) noch keine 14 Jahre alt ist
(C) entmündigt ist bzw. unter vorläufiger Vormundschaft steht
(D) geschäftsunfähig auf Dauer ist
(E) in Notwehr handelt

64 12.01.01 Fragentyp C

Ältere Männer werden nach Erlöschen der Potenz auf sexuellem Gebiet nur äußerst selten straffällig,

weil

mit der Potenz meist auch die Libido erlischt.

65 12.01.01 Fragentyp A

Ein 22jähriger Mann nimmt homosexuelle Handlungen mit Einverständnis des Partners vor.
Von welchem Partneralter an muß er nicht mehr mit Bestrafung rechnen?

(A) über 25 Jahre
(B) über 21 Jahre
(C) über 18 Jahre
(D) über 16 Jahre
(E) über 14 Jahre

66 13.01 Fragentyp A

Welche Aussage trifft zu?
Die Bundesärztekammer ist

(A) eine Körperschaft des öffentlichen Rechts
(B) eine Bundesbehörde
(C) ein Selbstverwaltungsorgan der niedergelassenen Ärzte Deutschlands
(D) eine Aufsichtsbehörde für sämtliche approbierten Ärzte der BRD
(E) ein freiwilliger Zusammenschluß der bundesdeutschen Landesärztekammern zu einer Arbeitsgemeinschaft mit der Bezeichnung "Bundesärztekammer"

67 13.01.05 Fragentyp C

Bei Privatpatienten wird durch eine ärztliche Behandlung schon ein Arzt-Patient-Vertrag (Dienstvertrag) geschlossen,

weil

die ärztliche Verpflichtung zur Heilung des Kranken als Dienstvertrag gilt.

68 13.01.05 Fragentyp A

Welche Aussage trifft zu?
Die Behandlungssorgfalt bei der Behandlung eines Kassenpatienten durch den Kassenarzt im Rahmen der gesetzlichen Krankenversicherung bestimmt sich nach

(A) dem Bundesmantelvertrag
(B) der Ärztlichen Gebührenordnung
(C) der Reichsversicherungsordnung
(D) dem Bürgerlichen Gesetzbuch - entsprechend der Verweisung der Reichsversicherungsordnung
(E) dem Bürgerlichen Gesetzbuch - entsprechend der Verweisung der Zivilprozeßordnung

69 13.01.06 Fragentyp D

Der Tatbestand der unterlassenen Hilfeleistung (§ 330 c StGB)

(1) ist gegeben, wenn der Arzt bei einem Unfall allgemeine Hilfe leistet, aber ärztliche Handlungen ablehnt
(2) ist nur gegeben, wenn die Hilfeleistung erfolgversprechend gewesen wäre
(3) findet bei Vorliegen eines Suizidversuches keine Anwendung

(A) Keine der Aussagen trifft zu.
(B) nur 1 ist richtig
(C) nur 2 ist richtig
(D) nur 3 ist richtig
(E) nur 1 und 3 sind richtig

70 13.01.06 Fragentyp D

Der Arzt darf eine weitere ambulante Behandlung nur ablehnen, wenn

(1) der Patient einwilligt
(2) schwerwiegende Gründe gegeben sind, die das notwendige Vertrauensverhältnis stören
(3) die Weiterbehandlung durch einen anderen Arzt sichergestellt ist

(A) keine der Aussagen ist richtig
(B) nur 1 ist richtig
(C) nur 1 und 2 sind richtig
(D) nur 2 und 3 sind richtig
(E) 1 - 3 = alle sind richtig

71 13.02.02 Fragentyp C

Ein ärztlich-operativer Eingriff ohne ausreichende Aufklärung des einwilligungsfähigen Patienten stellt eine Körperverletzung dar, selbst wenn er mit Zustimmung des Patienten erfolgt,

weil

der einen operativen Eingriff ausführende Arzt einen einwilligungsfähigen Patienten verständlich und umfassend aufklären muß, damit dessen Einwilligung rechtswirksam ist.

72 13.02.03 Fragentyp A

Welche Aussage trifft zu?

Die Aufklärung über die Risiken bei einem ärztlichen Eingriff aus vitaler Indikation hat sich zu erstrecken auf

(A) Komplikationen, auch wenn sie nach einer anerkannten Statistik geringer als 1 % sind
(B) Komplikationen, erst ab 5 % Häufigkeit
(C) Komplikationen, erst ab 10 % Häufigkeit

(D) sogenannte typische Gefahren

(E) alle denkbaren Gefahren

73   13.02.04   Fragentyp C

Ein Zwang zur Duldung einer Blutentnahme darf nur auf einen Beschuldigten, nicht jedoch auf einen Zeugen ausgeübt werden,

weil

die körperliche Unversehrtheit eines Zeugen immer ein höheres Rechtsgut darstellt als die Wahrheitsfindung.

74   13.02.05   Fragentyp A

Welche Aussage trifft zu?
Im Strafverfahren kann die Zwangsunterbringung zu einer Alkoholentziehungskur nicht angeordnet werden, wenn

(A) die Tat in nüchternem Zustand und nur wegen des Hanges, sich wieder Alkohol zu beschaffen, begangen worden ist

(B) wegen Volltrunkenheit Schuldunfähigkeit vorlag

(C) der Täter an Leberzirrhose erkrankt ist

(D) der Täter einen festen Wohnsitz hat und in ärztlicher Behandlung steht

(E) bei dem Täter eine Entziehungskur aussichtslos erscheint

75   13.02.05   Fragentyp D

Gegen seinen Willen darf ein Kranker in einem psychiatrischen Krankenhaus untergebracht werden

(1) aufgrund eines die Unterbringung anordnenden rechtskräftigen Strafurteils
(2) aufgrund eines richterlichen Verwahrungsbeschlusses
(3) aufgrund eines die vorläufige Unterbringung anordnenden richterlichen Beschlusses
(4) vor richterlicher Entscheidung bis zum Ablauf des auf die Einweisung folgenden Tages

(A) keine der Aussagen ist richtig
(B) nur 1 ist richtig
(C) nur 1 und 2 sind richtig
(D) nur 1, 2 und 3 sind richtig
(E) 1 - 4 = alle sind richtig

76   13.02.06   Fragentyp C

Das schriftliche Einverständnis beider Ehegatten zur heterologen Insemination schließt zivilrechtliche Interventionen aus,

weil

das beiderseitige Einverständnis zur heterologen Insemination die Anerkennung der Ehelichkeit des Kindes bedeutet.

77   13.03.01   Fragentyp C

Für den Schaden, den eine medizinisch-technische Assistentin in einer Praxis durch ein schuldhaft falsch ausgewertetes Blutbild angerichtet hat, haftet sie allein,

weil

die medizinisch-technische Assistentin aufgrund ihrer Berufsausbildung zu einer auf ihrem Arbeitsgebiet sorgfältigen und gewissenhaften Tätigkeit verpflichtet ist.

78 13.03.05 Fragentyp A

Welche Aussage trifft zu?

Der "ärztliche Kunstfehler" wird gegen die regelrechte ärztliche Tätigkeit abgegrenzt in den Vorschriften

(A) des Strafgesetzbuches
(B) des Bürgerlichen Gesetzbuches
(C) der Bundesärzteordnung
(D) der Berufsordnung der deutschen Ärzte
(E) in keiner Rechtsvorschrift

79 13.07.01 Fragentyp A

Welche Aussage trifft zu?

Die Schweigepflicht des Arztes ist grundsätzlich aufgehoben

(A) gegenüber dem Gericht im Strafverfahren
(B) nach dem Tode des Patienten
(C) gegenüber den Eltern eines minderjährigen einsichtsfähigen Patienten
(D) soweit nur der Name des Patienten erfragt wird
(E) Keine Antwort ist richtig.

80 13.07.04 Fragentyp A

Welche Aussage trifft zu?

Meldepflichtig ist

(A) das Auftreten einer im Bundesseuchengesetz nicht genannten epidemieartig auftretenden Krankheit
(B) der Verdacht einer Berufskrankheit bei einem Versicherten
(C) der Verdacht einer Geschlechtskrankheit bei einem Patienten
(D) das Geständnis eines bereits begangenen Mordes durch Patienten
(E) Keine der genannten Antworten ist richtig.

Antwortenschlüssel zu den Fragen des IMPP

1	A	28	E	55	D
2	C	29	E	56	B
3	A	30	B	57	E
4	A	31	D	58	B
5	E	32	E	59	C
6	D	33	D	60	C
7	D	34	D	61	C
8	B	35	D	62	D
9	A	36	E	63	B
10	A	37	A	64	E
11	D	38	D	65	C
12	B	39	D	66	E
13	E	40	C	67	C
14	A	41	B	68	D
15	E	42	D	69	B
16	E	43	C	70	D
17	B	44	C	71	A
18	E	45	C	72	D
19	B	46	C	73	E
20	B	47	D	74	E
21	E	48	D	75	E
22	A	49	B	76	E
23	C	50	E	77	D
24	D	51	C	78	E
25	B	52	C	79	E
26	A	53	C	80	E
27	D	54	C		

Titel des Buches: **Examens-Fragen
Rechtsmedizin, 2. Auflage**

Was können wir bei der nächsten Auflage besser machen?

Zur inhaltlichen und formalen Verbesserung unserer Lehrbücher bitten wir um Ihre Mithilfe. Wir würden uns deshalb freuen, wenn Sie uns die nachstehenden Fragen beantworten könnten.

1. Finden Sie ein Kapitel besonders gut dargestellt? Wenn ja, welches und warum? ⎯⎯

2. Welches Kapitel hat Ihnen am wenigsten gefallen. Warum? ⎯⎯

3. Bringen Sie bitte dort ein × an, wo Sie es für angebracht halten.

	Vorteilhaft	Angemessen	Nicht angemessen
Preis des Buches			
Umfang			
Aufmachung			
Abbildungen			
Tabellen und Schemata			
Register			

	Sehr wenige	Wenige	Viele	Sehr viele
Druckfehler				
Sachfehler				

4. Spezielle Vorschläge zur Verbesserung dieses Textes (u. a. auch zur Vermeidung von Druck- und Sachfehlern) ⎯⎯⎯

bitte wenden!

5. Bitte teilen Sie uns mit, auf welchen Fachgebieten Ihrer Meinung nach moderne Lehrbücher fehlen. Dazu folgende kurze Charakterisierung unserer eigenen Werke:

Fragensammlungen = Examensfragen zur Vorbereitung auf Prüfungen

Basistexte = vermitteln nach der neuen Approbationsordnung das für das Examen wichtige Stoffgebiet

Kurzlehrbücher = zur Vertiefung des Basiswissens gedacht; für den sorgfältigen Studenten

Lehrbücher = Umfassende Darstellungen eines Fachgebietes; zum Nachschlagen spezieller Informationen

Fachgebiet	Fragensammlungen	Basistexte	Kurzlehrbücher	Lehrbücher

Bei Rücksendung werden Sie automatisch in unsere Adressenliste aufgenommen.
Name_____
Adresse_____

Fachstudium_____
Semester_____
Ärztliche Vorprüfung_____
Datum/Unterschrift_____

Wir danken Ihnen für die Beantwortung der Fragen und bitten um Einsendung des Blattes an:

Frau M. Kalow
Springer-Verlag
Neuenheimer Landstraße 28
6900 Heidelberg 1

Examens-Fragen Medizin *Eine Auswahl*

Examens-Fragen Innere Medizin
Zu den Gegenstandskatalogen 3 und 4
Von J. Heinzler, E. Kasperek, F. Schön
5., überarbeitete Auflage. 1979.
DM 32,–
ISBN 3-540-09426-1

Examens-Fragen Kinderheilkunde
Zum Gegenstandskatalog
Herausgeber: G.-A. von Harnack, O. Hövels
3., überarbeitete und erweiterte Auflage. 1980. DM 29,80
ISBN 3-540-09805-4

Examens-Fragen Dermatologie
Zum Gegenstandskatalog
Herausgeber: G. Burg, R. Kolz, G. Lonsdorf
Vorwort von O. Braun-Falco
4., völlig neubearbeitete und erweiterte Auflage. 1979.
DM 24,–
ISBN 3-540-09179-3

Examens-Fragen Chirurgie
Zum Gegenstandskatalog 3
Von J. Heinzler, E. Kasperek, F. Schön
2., überarbeitete Auflage. 1980.
DM 36,–
ISBN 3-540-09931-X

Examens-Fragen Gynäkologie und Geburtshilfe
Zum Gegenstandskatalog 3
Herausgeber: E. Kasperek, F. Schön
1979. DM 18,–
ISBN 3-540-09139-4

Examens-Fragen Neurologie
Zum Gegenstandskatalog
Herausgeber: K. L. Birnberger, D. Burg
2., neubearbeitete Auflage. 1978.
DM 19,80
ISBN 3-540-09032-0

Examens-Fragen Psychiatrie
Bearbeiter und Herausgeber: A. Beinhauer
Unter Mitwirkung zahlreicher Fachwissenschaftler
1974. DM 14,–
ISBN 3-540-06925-9

Examens-Fragen Arbeitsmedizin
Herausgeber: G. Lehnert, J. Rutenfranz, H. Valentin, H. Wittgens, G. Jansen
1973. DM 14,–
ISBN 3-540-06069-3

Examens-Fragen Anaesthesiologie – Reanimation – Intensivbehandlung
Herausgeber: R. Beer, H. Kreuscher
Unter Mitarbeit zahlreicher Fachwissenschaftler
1974. DM 14,–
ISBN 3-540-06547-4

Springer-Verlag
Berlin
Heidelberg
New York

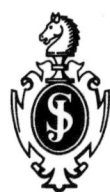

H. G. Boenninghaus
Hals-Nasen-Ohrenheilkunde
für Medizinstudenten

Gegliedert nach dem 1979 erschienenen
Gegenstandskatalog 3
Im Anhang 250 Prüfungsfragen
5., neubearbeitete und erweiterte Auflage.
1980.
(Heidelberger Taschenbücher, Band 76).
DM 27,80
ISBN 3-540-09798-8
Basistext

G. Heberer, W. Köle, H. Tscherne
Chirurgie
Lehrbuch für Studierende der Medizin
und Ärzte
Mit erweitertem Hinweisindex zum
neuen Gegenstandskatalog
Unter Mitarbeit zahlreicher Fachwissenschaftler
3., überarbeitete und erweiter Auflage.
1980. DM 68,–
ISBN 3-540-09806-2

Kinderheilkunde
Herausgeber: G.-A. v. Harnack
5., neubearbeitete Auflage. 1980
DM 48,–
ISBN 3-540-09603-5
Einführungslehrbuch

W. Leydhecker
Augenheilkunde
Mit einem Repetitorium und einer Sammlung von Examensfragen für Studenten
20., überarbeitete Auflage. 1979
DM 58,–
ISBN 3-540-09289-7
Einführungslehrbuch

Springer-Verlag
Berlin
Heidelberg
New York

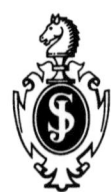

T. Nasemann, W. Sauerbrey
Lehrbuch der Hautkrankheiten und venerischen Infektionen
für Studierende und Ärzte
3., korrigierte Auflage. 1979
DM 48,–
ISBN 3-540-09357-5
Einführungslehrbuch

K. Poeck
Neurologie
Ein Lehrbuch für Studierende und Ärzte
5., neubearbeitete Auflage. 1978
DM 48,–
ISBN 3-540-08972-1
Einführungslehrbuch

H. W. Schulte, R. Tölle
Psychiatrie
5., überarbeitete und ergänzte Auflage.
1979. DM 42,–
ISBN 3-540-09569-1
Einführungslehrbuch

H. J. Weitbrecht, J. Glatzel
Psychiatrie im Grundriß
Begründet von H.-J. Weitbrecht
4., Auflage, völlig neubearbeitet und erweitert von J. Glatzel
Unter Mitarbeit von H. Rieger, D. Wyss.
1979.
Gebunden DM 78,–
ISBN 3-540-09470-9

Kurzgefaßtes Lehrbuch der Rechtsmedizin
für Mediziner und Juristen
mit vollständiger Berücksichtigung
des Gegenstandskataloges für die
Ärztliche Prüfung und entsprechenden Texthinweisen
herausgegeben von
Prof. Dr. med. W. Schwerd

3., überarbeitete und ergänzte Auflage.
1980
DM 28,–
ISBN 3-7691-0050-6
Deutscher Ärzte-Verlag GmbH

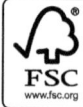

MIX
Papier aus verantwortungsvollen Quellen
Paper from responsible sources
FSC® C105338

If you have any concerns about our products,
you can contact us on
ProductSafety@springernature.com

In case Publisher is established outside the EU,
the EU authorized representative is:
**Springer Nature Customer Service Center GmbH
Europaplatz 3, 69115 Heidelberg, Germany**

Printed by Libri Plureos GmbH
in Hamburg, Germany